家庭急救知识图解手册

主编　李静梅

编者　邓旭波　安巧玲　戴颖　李辉
　　　刘如焕　张维立　张福

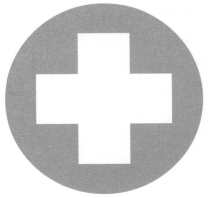

天津出版传媒集团

 天津科技翻译出版有限公司

图书在版编目（CIP）数据

家庭急救知识图解手册 / 李静梅主编 . — 天津 ：
天津科技翻译出版有限公司，2021.6
ISBN 978-7-5433-4089-3

Ⅰ．①家… Ⅱ．①李… Ⅲ．①急救 - 图解 Ⅳ．
① R459.7-64

中国版本图书馆 CIP 数据核字 (2021) 第 019402 号

家庭急救知识图解手册
JIATING JIJIU ZHISHI TUJIE SHOUCE

出　　　版：天津科技翻译出版有限公司
出 版 人：刘子媛
地　　　址：天津市南开区白堤路 244 号
邮政编码：300192
电　　　话：(022) 87894896
传　　　真：(022) 87895650
网　　　址：www.tsttpc.com
印　　　厂：深圳市雅佳图印刷有限公司
发　　　行：全国新华书店
版本记录：787mm×1092mm　16 开本　20 印张　280 千字
　　　　　　2021 年 6 月第 1 版　2021 年 6 月第 1 次印刷
　　　　　　定价：68.00 元

目 录

第一章　家庭急救基本知识

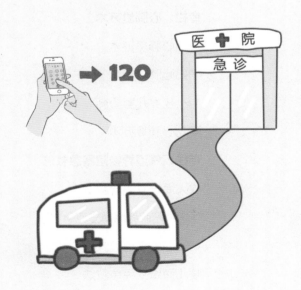

第二章　常用急救操作技术

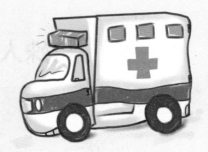

第三章　常见急症的家庭急救

第四章 特殊人群的家庭急救

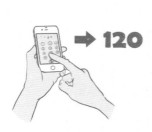

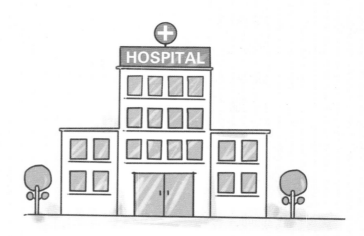

第五章　意外伤害的家庭急救

第六章　突发事故及灾难的家庭急救

附录

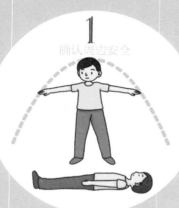

1 确认周边安全

现场急救的四大步骤

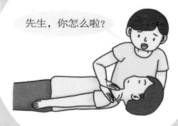

2 先生，你怎么啦？

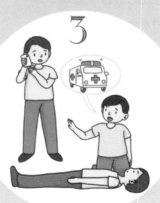

3

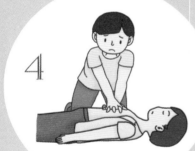

4

第一章

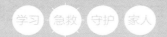

学习 急救 守护 家人

家庭急救
基本知识

　　本章着重介绍家庭急救的基本知识，包括现代急救的概念、急救的常见误区、急救处理中的基本原则等。建立基本的、正确的家庭急救意识和观念，才能在情况紧急时采取恰当措施，挽救家庭成员的生命。

守护家人，学做"第一抢救者"

家人的健康是家庭幸福的基本条件，每个家庭成员都健康无忧，才能安享天伦之乐。但随着现代社会的发展与时代的进步，人们的活动空间越来越大，除了每天前往工作场所、娱乐场所，节假日还可以去外地旅游，更有人酷爱运动，如滑雪、攀岩等。家里的电器设施、出行的交通工具花样繁多，如此一来，发生意外伤害的隐患也越来越多。

家人有可能面临哪些安全隐患？

- 急症发作
- 家用电器着火
- 煤气、燃气泄漏
- 食物、药物、酒精（乙醇）中毒

- 触电
- 溺水
- 切割伤
- 异物入体

- 骨折、软组织损伤
- 私家车事故
- 被困电梯
- 地震、台风等自然灾害

除了以上列举的家庭常见安全隐患，还有很多意想不到的突发事件会威胁到家人的健康和生命安全。面对突发险情，身边最亲近的家人往往是"第一目击者"，因此也最有可能成为"第一抢救者"。为此，每一位家庭成员都有必要多储备一些家庭急救知识，以便在关键时刻化险为夷，守护安全。

"黄金6分钟"，你必须比"120"更快！

即使突然倒地的患者心脏停搏，也还有机会把他从"鬼门关"拉回来，那就是进行"心肺复苏术"。心肺复苏术是在全世界广泛普及的最常用的急救术，但进行心肺复苏术的黄金时间只有短短的6分钟！因为心脏停搏4~6分钟之后，大脑就会发生不可逆的死亡。因此，作为"第一抢救者"，你必须比"120"更快！

研究表明，急症发作患者在被送到医院前，有1/4~1/3的人接受过"第一抢救者"的心肺复苏术，从而保住了生命。

现代急救的理念和原则

过去，人们将抢救危重急症、意外伤害患者的希望完全寄托于医护人员身上。这种传统观念往往使患者丧失了最佳的抢救时间。随着急救医学的迅速发展，现代急救成为立足现场的急救，在院外现有的条件下，"第一目击者"对患者实施有效、紧急的救护措施，可以挽救生命，减轻伤残和痛苦。

现代急救的理念

1. 急救现场化

如果遇到生命受到威胁的患者，即使医生的水平再高、设备再好，也鞭长莫及。有时若将患者不经处理直接运送至医院，有可能加重伤情或病情。因此，现场急救至关重要，往往可以挽救生命、减轻痛苦、减少后遗症的发生，为医院的后续救治争取时间、创造条件。

2. 急救信息化

急救的全称是"救援医疗服务"，也称为 EMS（Emergency Medical Service），在对患者进行现场急救之前，应利用最快捷的通信手段，迅速拨打急救电话"120"，建立快速反应的急救信息通道，启动 EMS，并确保与急救中心的信息联络通畅，如手机不要关机或占作他用。

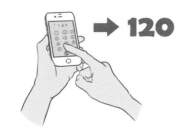

3. 急救普及化

急救不仅是一种高尚的行为，更是一门科学，只有学习和掌握了相应的急救知识和技能，才能达到救死扶伤的目的，避免事与愿违。急救的普及已成为一个国家、民族、城市文明程度的标志之一，不少发达国家已经实现了急救的全民普及。

现代急救的原则

对突发事件进行现场救护时，需要遵循以下原则。

保持镇定，冷静地判断事故发生现场的各种状况。要知道，只有冷静才能让我们在碰到突发状况时从容想起相关的处理知识，比如，遇到大动脉出血的创伤，要先压迫止血；遇到煤气中毒的患者就要让他快速脱离有煤气的环境等。而且在采取急救措施前，先保证自己和患者处在安全的环境中。

迅速判断患者的状况，分清轻重缓急，以"先救命，后治伤"的原则，果断实施救护。

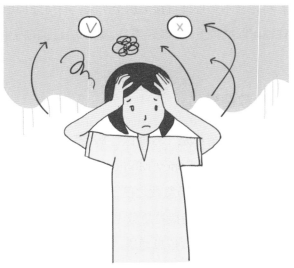

第一时间拨打"120""110"等急救电话，如果自己要参与救护，需以坚定的口吻指定身边的人拨打电话。

充分利用事发现场所能支配的人力、物力协助救护。

在可能的情况下，边治伤边进行心理安抚，尽量减轻患者的痛苦。

家庭急救的误区

1. 心肺复苏术，做错也比不做强

　　遇到心脏停搏的患者，有些人担心自己没有经验，或顾忌压断肋骨，而不敢做胸外心脏按压。关于这一点，只需记住"不按压肯定死，按压就有可能活"，切勿放弃对生命的抢救。最好能用正确的方法操作，但是做错也比不做强。

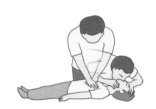

2. 抢救溺水者不要控水

　　有些人可能从电视里看过对溺水者进行控水的画面，但在现实急救中，控水完全是多余的操作，一方面延迟进行心肺复苏术的时间，另一方面可能造成胃内容物反流，甚至误吸。正确操作：判断患者的意识，打开气道，如无呼吸即刻进行人工呼吸和胸外按压。

3. 硝酸甘油不可滥用

　　硝酸甘油是缓解心绞痛的首选药物，但不可滥用。如果发生胸痛时，收缩压（高压）低于100mmHg（1mmHg=0.133kPa），则不能服用硝酸甘油，以免使血压进一步下降，加重心肌缺血。急性心肌梗死往往伴有低血压，甚至休克，含服硝酸甘油是有危险的。

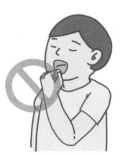

4. 发生急性腹痛，确诊前勿用止痛药

　　急性腹痛可提示很多身体脏器的问题，不排除是某些大病的征兆，在医生进行确诊之前，切勿乱服止痛药，以免掩盖真实病情，造成误诊、漏诊，延误抢救甚至危及生命。

5. 被猫、狗咬伤后，不要心存侥幸

被猫、狗咬伤后，虽然发生狂犬病的概率很低，但是一旦发病，死亡率则是100%。因此，切勿存在侥幸心理，要及时到医院进行处理，按要求注射疫苗。

6. 被毒蛇咬伤，不要用手挤压伤口

毒蛇咬伤后不要用手挤压伤口，若手法不当，反而会促进毒素的扩散。更不能用嘴吸，因为吸出量会很少，而且可能加重损伤，或造成抢救者自己中毒。

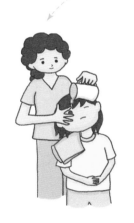

7. 这些"第一反应"不能信

有人跌倒后，不要贸然扶起，应检查确认后，采用相应的方法处理；气道被异物卡住时，千万不要让患者直立拍背，以免异物卡入更深；鼻出血不要向后仰头，以免血液误入气道或食管；眼内进异物，可以用清水冲洗，但不能用手揉眼；扭伤或挫伤应冷敷，切不可热敷、按摩；内脏脱出不能还纳，否则会增加感染的机会；切勿给任何原因导致的昏迷患者喂药、喂水，以防窒息。

8. 这些"土方法"不能用

烧、烫伤应先用冷水持续冲洗，然后送往医院，切忌涂抹牙膏、黄酱、酱油、草木灰等，以免创面感染，增加救治难度；鱼刺卡喉咙时，切不可吞咽馒头、米饭等食物，以防将鱼刺推到更深处或划伤食管及血管，引起感染或大出血；也不可喝醋，因为喝醋无法起到软化鱼刺的作用；不可给煤气中毒的患者灌醋、酸菜汤，这样不但不能解毒，还有可能发生窒息。

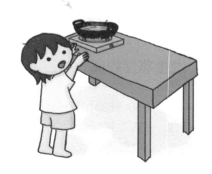

现场急救的四大步骤

现场急救应遵循四个操作流程，遇到突发情况，首先回忆"ABCD"四大步骤，并严格按照顺序一步一步展开现场急救，切忌手忙脚乱，盲目施救。

A. 判断（评估）（Assessment）　---▶　B. 开始（Beginning）　---▶　C. 拨打（Calling）　---▶　D. 实施（Doing）

A 判断现场环境是否安全

救援人员进入现场之前，首先应观察、了解整个现场的环境情况。第一，现场情况往往能够提示事故的性质、造成的伤亡程度；第二，观察现场情况能够避免即将继续发生的危险及可能造成的损伤。救援人员需注意自我保护，科学施救。必要时，马上请求消防队、工程救险等，具备专业技能及专业器材的救援人员到现场支援。

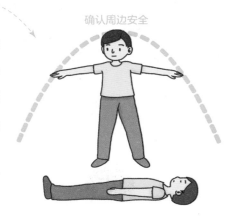

确认周边安全

B 开始检查患者的知觉反应、呼吸情况

先生，你怎么啦？

跪在患者身边，用手稍用力地拍打其双肩，同时大声询问："先生（女士），你怎么了？"如果患者能慢慢转醒过来，说明没有大碍；如果患者完全没有反应，说明其已经丧失意识。接着用 5 ~ 10 秒观察患者的胸部、腹部有无起伏，判断有无呼吸。

C 立即拨打"120"急救电话

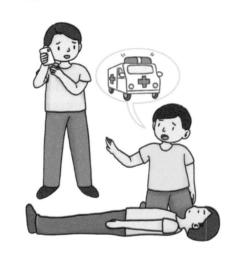

如果患者意识丧失、呼吸停止或者呈喘息样呼吸，应立即拨打"120"急救电话。如果现场只有一名抢救者，打电话可能会延误施救，此时可立即挥舞手臂、高声呼救，以寻求旁人拨打"120"急救电话，尽快获得专业援救；也可以使用手机的免提功能，一边打电话一边进行现场急救。溺水、创伤、药物中毒及 8 岁以下儿童属于情况特别紧急者，应先进行徒手心肺复苏术 2 分钟，再打急救电话求救。

D 实施具体急救技术

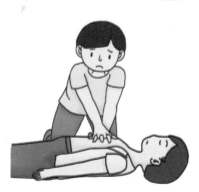

急救的基本功能包括心肺复苏术，海姆立克急救法，外伤的止血、包扎、固定与搬运术等。在进行心肺复苏术时，需要多找 1 或 2 个人交替进行，同时另派人寻找附近是否有可供使用的自动体外心脏除颤仪（AED）。如果患者经过急救情况得到缓解，需要将其摆放成恢复体位，即稳定侧卧位，继续观察其伤病情况，同时等待专业医疗人员前来救护。

海姆立克急救法是美国人海姆立克于 1974 年发明的，用于治疗异物误入气管造成的窒息。具体方法为抢救者站在患者身后，两手抱住患者腰部，用手对腹部进行快速冲击。重复这一动作，直到异物从气管中排出。

最简单易行的外伤止血法是直接压迫止血法，先让患者坐下或者躺下，抬高受伤部位，直接在伤口上按压 5 分钟左右。如果持续出血，则持续按压，等待专业人员的到来。

如何进行现场安全性评估

遇到紧急状况，比如突然倒地的患者，第一时间应对其进行初步检查，确定伤病的性质，然后决定具体采用哪种方法进行急救。

现场评估与判断病情

在各种突发事件中，我们首先要做的，就是对现场情况进行客观评估，对患者所处的状态进行科学判断，分清病情的轻重缓急，确保急救环境的安全。

现场评估

救援人员进入现场前，首先应评估整个现场的环境情况。评估时要保持镇定，迅速观察、了解现场情况，包括引起患者受伤和发病的原因和受伤人数，患者、旁观者及自身是否身处险境，患者周围是否仍有威胁生命的因素存在等。

保障自身安全

抢救者需要明白，在事发现场进行救护时，抢救者自身也有可能受到威胁和伤害，所以应首先确保自身安全。在进行救护时，不要试图兼顾太多的工作，应充分了解个人能力有限，同时发挥团队精神，及时选定合适的旁观者、热心人进行分工合作，共同救助。

适当使用防护品

在现场救护中，为了保护救护人员自身的安全，有时候需要适当地使用一些防护用品，其目的是尽可能隔离病原体或危险因素。

怎样检查并判断患者的情况

判断患者的意识、气道、呼吸、循环体征

在确定事故现场安全后，就要立即开始对患者的状况进行初步检查，具体内容包括检查意识、气道、呼吸、循环体征等重要的生命特征。如果发现患者的情况比较危急，应立即确认并进行相应的处理。

意识： 首先判断患者的意识是否清醒。

跪在患者身边，轻拍其双肩，大声询问："喂，先生（女士），你怎么了？"如果没有反应，还可以进一步掐按人中穴给予疼痛刺激，同时观察患者是否睁眼、发出声音或有肢体运动，以确定患者是否有意识。如果患者一直没有任何反应，就表示他（她）已经丧失意识，陷入昏迷。

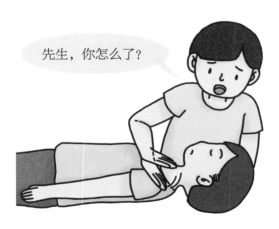

先生，你怎么了？

气道： 接着需要检查患者的气道是否畅通。

如果患者说话断断续续，或者听到异常的呼吸声，如哮喘音、痰鸣音、鼾声呼吸等，说明气道部分梗阻。如果患者有意识，但不能说话、咳嗽，那么很有可能是气道完全梗阻，

应立即检查气道。如果患者能够正常回答问题，声音清晰，回答切题，无异常呼吸声，说明意识清醒、呼吸畅通，不需要进一步检查呼吸和心跳。

呼吸： 下一步观察患者的呼吸。

正常人每分钟呼吸 12 ～ 24 次，呼吸平稳，节奏一致；危重患者的呼吸则呈现各种异常，如变快、变慢、变浅、不规则。如果发现呼吸停止，须立即进行人工呼吸（先开放气道）。

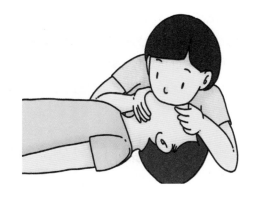

循环体征： 最后要对患者的循环体征进行检查，也就是判断患者是否具有脉搏和心跳，以及检查出血状况。检查方法包括触摸颈动脉搏动，观察面色改变、咳嗽和肢体运动。

首先触摸颈动脉，如果没有颈动脉搏动，即可确定患者没有心跳，必须立刻开始进行徒手心肺复苏术。如果患者的颈动脉有搏动，则不需要进行心肺复苏术，那么可以进一步确认循环体征。

这时需要同时触摸患者的颈动脉和桡动脉搏动，对比检查两个动脉的搏动状况。如果颈动脉和桡动脉同时都能摸到搏动，说明血液循环还可以；如果仅能摸到颈动脉搏动而桡动脉搏动消失，说明患者已完全休克。

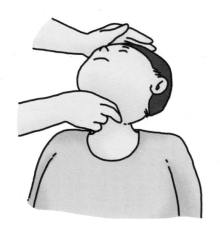

如果是外伤，应快速观察患者是否有明显的出血。如果有出血，尤其是喷射状出血（动脉出血），必须立即用手指按压止血，否则其很快就会失血死亡。

正确拨打"120"急救电话

我国统一急救电话号码为"120"，拨打这个号码是向急救中心呼救的最简便且快捷的方法。当家人突发急症或受到意外伤害时，要立即拨打该电话，获得急救中心、急救站或附近医疗机构的帮助，请专业人员前来进一步抢救。"120"医疗急救电话免收电话费，公用电话不用投币、插磁卡即可直接拨打，手机在锁机、欠费状态下也可直接拨打。

拨打"120"急救电话的一般流程

首先，接通急救电话后，保持沉着、冷静，注意语言清晰、准确、精练，重点说明以下情况。

患者的姓名、性别、年龄等。

患者的简要病情和受伤、发病时间，当前主要症状，如胸痛、意识不清、呼吸困难、被汽车撞伤了、流血不止等，如果了解患者的病史，要一并说明。

已经采取了哪些现场急救措施，救治效果如何。

患者当前位置的详细地址、门牌号、楼号或单元、楼层。如果在公共场合，说明具体位置，如不清楚，可说明附近有何标志性建筑。

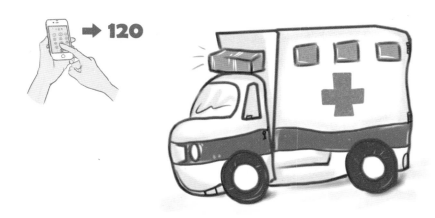

其次，约定好等候、接应救护车的确切地点。等车的地点最好选择就近的公交车站、较大的路口、胡同口、标志性建筑、醒目的公共设施等处，这样可以尽量避免救护车因地理环境生疏而造成的延误，从而更快地到达患者身边。

再次，回答"120"受理台要了解的其他相关问题，并等待"120"受理台挂机后再结束通话，切勿急忙挂机，以免造成对方遗漏重要细节。

最后，结束通话后，尽量及时前往约定好的地点接应救护车，保持手机畅通，不要占线。见到救护车之后应主动上前接应，带领急救人员赶赴现场，切忌将患者扶到或抬到等待救护车的地点，以免在搬运途中加重病情或伤情。

ⓘ 注意事项

1. 电话接通后，首先确认对方是否为医疗急救中心。

2. 如果是意外伤害，要先说明伤害的性质，如触电、爆炸、塌方、溺水、火灾、中毒、交通事故等，再报告患者的受伤部位和情况。

3. 尽可能说明患者患病或受伤的确切时间。

4. 如果不是自己去接救护车，务必留下接应救护车人员的姓名和电话号码，以便医护人员尽快找到联系人。

5. 在救护车到达之前，迅速清理门前、楼道等处堆放的杂物、自行车等，以免影响患者的搬运。

6. 陪同去医院的家属要迅速准备好患者需要携带的病历、相关药品、衣物等物品。如果是中毒患者，需要把可疑物品带上；如果是断肢患者，要带上断离的肢体。

其他常用急救电话

"110"报警电话

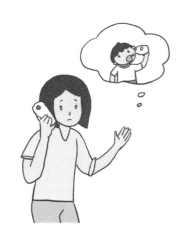

"110"报警电话除负责受理刑事、治安案件外，还接受群众突遇的、个人无力解决的紧急危难求助。如发现溺水、坠楼、自杀，老人、儿童、智障人员或精神疾病患者走失，或者水、电、气、热等公共设施出现险情、灾情等，均可拨打"110"报警。遇到各种自然灾害或交通事故也应及时报警。报警时要讲清案发时间、报警人所在的位置、报警人的姓名和电话号码。报警后，要保护现场，保留物证。

"119"火警电话

"119"火警除了救援火灾外，还参加其他各种灾难或事故的抢险救援工作，包括单位和群众遇险求助时的救援救助，建筑物倒塌事故的抢险救援，恐怖袭击等突发事件的应急救援，各种危险化学品泄漏事故的救援，空难及重大事故的抢险救援，水灾、风灾、地震等重大自然灾害的抢险救援等。拨打"119"时需准确报出灾情状况、有没有人被困，如果灾情发生新变化，要立即再次告知，以便调整应援部署。

"122"交通事故报警电话

发生交通事故或交通纠纷时，可及时拨打"122"报警电话，说出自己的姓名、年龄、住址及联系电话，准确报出事故发生的地点及人员、车辆伤损情况，回答对方提出的问题，并待对方挂机之后再挂机。交通事故造成人员伤亡时，应同时立即拨打"120"，不要破坏现场和随意移动患者。

家庭必备的急救医药用品

现代家庭一般都备有常用药，以备患病时使用，除了感冒药、止痛片等一般常用药品，还应该包括各种有可能用到的医药用品，组成一个"急救医药包"。一旦发生意外，可以利用里面的应急救护物品进行急救和互救。如果有条件的话，还可以准备一个"防灾救援包"，放一些食品、饮用水、电池等物品，并注意定期更换，避免过期。

急救医药包必备用品

解热止痛药：复方对乙酰氨基酚、索米痛片、吲哚美辛等。

治感冒类药：复方盐酸伪麻黄碱缓释胶囊、氯芬黄敏片、强力银翘片、氨酚伪麻美芬片Ⅱ等。

止咳化痰药：溴己新、喷托维林、蛇胆川贝液等。

抗生素：诺氟沙星、复方新诺明、乙酰螺旋霉素、头孢霉素等。

胃肠解痉药：溴丙胺太林、山莨菪碱（654-2等）。

助消化药：多潘立酮片、多酶片、神曲等。

通便药：乳果糖、甘油栓、开塞露等。

止泻药：藿香正气水、十滴水、盐酸洛哌丁胺胶囊等。

抗过敏药：阿司咪唑、氯苯那敏、苯海拉明等。

外用消炎消毒药：医用酒精、碘酒、碘附等。

外用止痛药：风湿膏、红花油等。

其他常用药：风油精、清凉油、活络油、眼药水等。

医疗用品类：纱布、绷带、止血带、胶布、创可贴、消毒棉签、器材消毒用酒精、体温计、剪刀等。

ⓘ **注意事项**

如果家里有特殊患者，如冠心病患者、高血压病患者、糖尿病患者等，还需要适当添置一些对症的应急药品，如硝酸甘油片、硝苯地平、利血平、速效救心丸等。

家庭常用药备忘录

解热止痛药

止痛药应在明确病因的前提下使用，否则容易掩盖疾病真相，延误诊治。必须注意，止痛药仅限于急性剧烈疼痛时使用，而且是短期的，不能反复多次使用。解热止痛药用量较大时，高热患者可能会因为出汗过多、体温骤降而产生虚脱现象。

治感冒类药

感冒药一般含解热止痛抗炎成分，对胃部有刺激，空腹服用容易导致胃溃疡、胃出血，严重者有可能危及生命。此类药最好饭后15～30分钟服用，可减少药物对胃肠道的刺激，有利于药物吸收。感冒药的使用请依照医师建议，并详读说明书。

退热药

发热只是一种症状，很多疾病都可以引起发热。发热时，首先要针对疾病本身进行治疗，使用退热药只是一种辅助手段。此外，退热药如果使用不当会造成危害，因此不能盲目乱用。如果只是体温稍微偏高，不建议服用退热药。

止咳化痰药

止咳药片适用于呼吸道炎症引起的咳嗽，但不适用于痰多、痰黏稠的患者，否则咳嗽中枢被抑制后，会导致痰更难咳出，致使胸闷难受，甚至引起呼吸道阻塞，使病情加剧。止咳糖浆常用于急性气管炎与支气管炎及肺炎、肺气肿等引起的刺激性干咳、阵咳，痰多患者同样禁用。

助消化药

助消化药能促进胃肠道的消化功能。大多数助消化药本身就含有消化酶，在消化道分泌液不足时，可以替代其发挥作用。必须注意，助消化类药物品种较多，选择时应有的放矢，不可盲目使用。一般来说，健康人体对食物具有非常强的消化能力。但婴幼儿由于发育尚未完全，老年人由于胃肠道功能减退，有可能出现消化不良，此时可在医师的指导下用药。

止泻药

此类药通过提高胃肠张力，改变胃肠道的消化功能，抑制肠道蠕动，使食物的推进速度减缓，让水分得到充分吸收，从而起到止泻的作用。此外，通过吸附或收敛作用，阻止肠内的异常发酵，减少毒物在肠内的吸收及对肠黏膜的刺激，或者通过直接保护肠黏膜、减少渗出而发挥止泻作用。

胃肠药

不同的胃肠药有不同的功效，不是所有的胃肠痛都适合用同一种药。比如，有的胃肠药有明显的抗酸止痛作用，用于治疗急性胃痛、胃酸过多、胃溃疡、十二指肠炎；有的主要用于治疗胃部胀满、上腹疼痛及食管反流引起的消化疾病。使用时需注意区分。

抗过敏类药

服用抗过敏类药应特别注意时间和次数。凡是轻度过敏的患者，一般每天只需服药一次。根据过敏发作时间不同，服药时间应有所区别。过敏症状出现于白天者，应于早晨服药；症状出现于傍晚者，应在睡前服药；不良反应大的过敏药，最好在睡前服用。

速效救心丸

家中有老人的，要常备速效救心丸，用于治疗和预防心绞痛的突然发作，发作时可以含服 5~10 粒，症状即可很快缓解，争取抢救时间。用药前应找出患者心绞痛的发作规律，切勿等典型的心绞痛发作后再含服。服药时应取坐姿，站着含服，头部的位置较高，周身血管扩张会导致血压降低，容易引起晕厥。含服 5 分钟后起效，若用药 10 分钟后症状仍未缓解，应立即送往医院治疗。含服时若感觉药品失去应有的苦辣味和凉麻感，说明药物已经失效，应另换新药。

眼药水

眼药水应密封保存在阴凉遮光处，不宜放在温度较高或阳光直射的地方，以免失效。眼药水、眼药膏一经开封，要在一定的时间内用完，以免疗效降低或失效。用药期间，若出现过敏反应或其他异常症状，应马上停药，并及时到医院诊治。此外，婴儿和老年人因耐受力小，每次只滴1滴药水就够了。用药次数应遵医嘱或说明书，不要随意少用或停用。

外用药

有些外用药能够透过皮肤的皮质层被吸收进血液，引起胎儿或婴幼儿中毒，造成胎儿或婴幼儿神经系统器官的损害，因此，女性在妊娠期间应慎用外用药。有些外用药含有硝酸咪康唑，这种成分具有局部刺激性，如果患者的皮肤局部较为敏感，易发生接触性皮炎，或者因局部刺激发生灼感、红斑、脱皮、起疱等症状，应慎用，如出现上述症状，应及时停用，以免皮肤损伤加重或发生感染。

! 注意事项

1. 除了基本的药物，一些必要的急救物品也应该准备齐全。比如体温计、纱布、绷带、小剪刀、镊子、脱脂棉、胶布等。

2. 不要忘记准备烧伤、烫伤、扭伤时的应急药品（如烧伤油膏、云南白药、红花油等）。

3. 不要将抗生素作为家庭常备药。抗生素是处方药，不适宜于家庭应急用，且必须在医生指导下使用。

应急医药包的保存

可以选择一个合适的药箱来存放家庭急救医药用品，置于家里的小橱柜或抽屉里。在医药用品的选择和日常保存时还应注意以下事项。

选择不良反应较小的"老药"： 一般来说，"老药"的不良反应已经得到充分地暴露，说明书上都有明确的说明，一旦出现严重的不良反应，由于医务人员了解充分，后期救治相对比较容易。新药由于使用时间短，可能会出现一些意想不到的反应，并不适于家庭备用。

合理存放： 药物常因光、热、水分、空气、温度等外界条件影响而变质失效，因此，家庭保存的药物最好分别装入棕色瓶内，将盖拧紧，放置于避光、干燥、阴凉处，以防止变质失效。个别药物应放在冰箱里（如眼药水）。

分类标注： 将内服药和外用药、处方药和非处方药、药品与保健品分开放置。标注药名、规格、数量、有效期、适应证、用法用量、禁忌证、不良反应、注意事项等。

注明有效期和失效期： 药品均有有效使用期和失效期，过了有效期便不能再使用，否则会影响疗效，甚至会带来不良后果。散装药应按类分开，并贴上醒目的标签，写明存放日期、药物名称、用法、用量、失效期。每2～3个月应定期对备用药品进行检查，及时更换。

定期检查： 对于存放的药品，应定期进行全面检查，注意观察外观变化。如片剂产生松散，变色，糖衣片的糖衣粘连或开裂，胶囊剂的胶囊粘连或开裂，丸剂粘连霉变或虫蛀，散剂严重吸潮、结块、发霉，眼药水变色、混浊，软膏剂有异味、变色或油层析出等情况时，则不能使用，需要立即更换。

照顾特殊家庭成员： 小药箱放在方便拿取且小孩子又拿不到的地方，最好不要上锁。特殊归档如慢性病（冠心病、高血压病、糖尿病、癫痫等）患者日常用的药，可根据医嘱设档单放。此外，家庭急救药箱中严禁放入家庭成员过敏的药物。

保留说明书： 药品是特殊商品，使用得当可防治疾病，使用不当会危害健康。用前一定要与说明书对照。

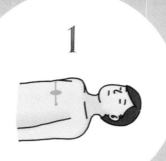

1

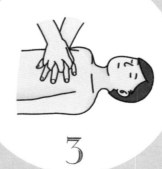

4

胸外心脏按压

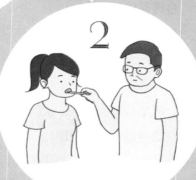

2

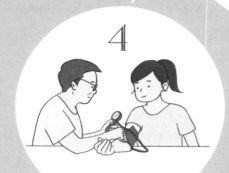

3

第二章

学习·急救·守护·家人

常用急救
操作技术

了解一些家庭急救的护理常识，掌握基本的急救技术，就能在遭遇突发事件时，为自己和他人的生命健康与安全增添一份保障。本章将为你介绍常用的急救技术，比如如何使用体温计、如何测量脉搏、如何进行人工呼吸、如何进行基本的伤口包扎等。

测量体温

基础体温是指人体在清醒又非常安静的状况下，在不受肌肉活动、精神紧张、食物、环境温度等因素影响的状态下测量的体温，通常在睡眠6~8小时后，即早晨起床前未进行任何活动时测定。测量体温时，必须使用体温计，一般来说，体温计有口腔表、腋温表和肛表三种。

测量体温的方法

1.口腔测量法

（1）将口腔专用的体温计用75％的酒精消毒，再将表内的水银柱甩至35℃以下。

（2）将口测体温计的水银端斜置于患者舌下，叮嘱患者闭口（切勿用牙咬），用鼻呼吸，以免嘴吸入凉气影响测量温度。

（3）3分钟后，取出体温计，用干布擦净后观察水平位置的水银柱所在的刻度。

（4）在穿着衣物过多，手臂不能随意运动等不便进行腋下体温测量的情况下，选用口腔体温计会更加方便快捷。

【说明】一般成人的正常口腔体温为 36.2 ~ 37.2℃，小儿可高 0.5℃。

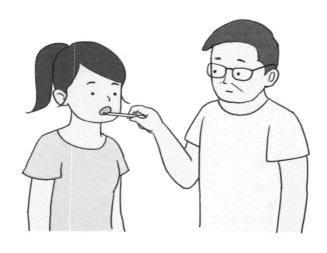

2.腋下测量法

（1）将腋温表的水银甩至35℃以下。

（2）解开衣扣，擦干腋下，然后将水银端放置于腋窝中央略前的位置，嘱咐患者夹紧体温计，可用另一只手握住测量侧的手肘部以帮助固定。

（3）10分钟后，取出体温计，观察水平位置的水银柱所在的刻度。

（4）多数情况下用腋温表来测量。

【说明】一般成人的正常腋下体温为 36 ～ 37℃。

3.肛门内测量法

（1）将专门的肛门表用75%的酒精消毒，再用凡士林或油脂润滑体温表的水银端。

（2）慢慢将表的水银端插入肛门3～4.5厘米，如果是婴儿，伸进去2厘米即可，并要快、准，以免婴儿感觉到疼之后自然缩紧肛门，就不容易推入了。

（3）用手捏住体温计的上端，防止滑脱或折断，3～5分钟后取出，擦净后阅读度数。

（4）年龄小或昏迷的小儿可采用肛门测温。

【说明】肛门体温的正常范围为 36.8 ～ 37.8℃。对于 3 个月以内的婴儿来说，肛门是测量体温最准的地方，超过 38℃为发热。

> ⓘ **注意事项**
>
> **1.** 测量体温前，应仔细查看体温计是否有破损。
>
> **2.** 获取体温计读数时，不能用手捏、拿水银端。
>
> **3.** 每次使用完体温计后，要用 75% 的酒精进行整体消毒。传染病患者应使用专用的体温计，不要和其他家庭成员混用。
>
> 由于水银体温计易碎，里面的水银即"汞"可致人体中毒，故我国药监局公布 2026 年 1 月 1 日起将全面禁止生产含汞体温计，水银温度计将成为历史。
>
> 当前电子体温计将逐步取代传统的水银玻璃体温计，它能快速准确地测量人体体温，具有读数方便，测量时间短，测量精度高，能记忆并有蜂鸣提示等优点，对人体及周围环境无害，特别适合于家庭、医院等场合使用。

测量血压

血压反映了心脏对全身血管的供血情况，对于高血压患者和休克患者来说，血压是直接显示病情轻重程度的重要指标。心室收缩时，动脉侧壁最高的压力称为收缩压（高压）；心室舒张时，动脉侧壁最低的压力称为舒张压（低压）。收缩压与舒张压之差为脉压。

测量血压的方法

1.血压的正常值

正常成人的收缩压为12.0～18.7千帕（90～140毫米汞柱），舒张压为8～12千帕（60～90毫米汞柱）。根据最新《中国高血压防治指南》（2018年修订版），高血压定义为在未使用降压药的情况下，有3次诊室血压值均高于正常，即收缩压≥140mmHg和（或）舒张压≥90mmHg，而且这3次血压测量不在同一天内。

2.测量血压的方法

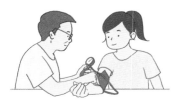

（1）测量处一般选用上臂肱动脉，患者取坐位，暴露并伸直肘部，手掌心向上，打开血压计，平放，使患者心脏的位置与被测量的动脉和血压计上的水银柱的零点在同一水平线上。放尽袖带内的气体，将袖带中部对着肘窝，缚于上臂，袖带下缘距肘窝2～3厘米，勿过紧或过松，并塞好袖带末端。

（2）眼耳并用。戴上听诊器，在肘窝内摸到动脉搏动后，将听诊器的头放在该处，并用手按住，稍加压力。打开水银槽开关，手握气球，关闭气门后打开，一般使水银柱升到21～24千帕（160～180毫米汞柱）即可。然后微开气门，慢慢放出袖带中的气体，使压力读数缓慢下降。

（3）当听到第一个微弱声音时，水银柱上的刻度就是收缩压。继续放气，声音逐渐增强，突然变弱变低沉，最后消失时水银柱上的刻度为舒张压。如未听清，可将袖带内的气体放完，使水银柱降至零位，稍停片刻再重新测量。

测量呼吸次数

呼吸是人体内外环境之间进行气体交换的必要过程，人体通过呼吸，吸进氧气，呼出二氧化碳，从而维持正常的生理功能和生命活动。正确测量患者的呼吸次数，是了解其身体状况的常用指标，在家庭急救中非常重要。

测量呼吸次数的方法

1.了解呼吸

正常人的呼吸规律且均匀，呼吸与脉搏的比例是1：4。一般来说，成年人每分钟呼吸16～20次，运动或情绪激动可以使呼吸暂时增快。小儿呼吸比成人快，每分钟可达30次左右，新生儿的呼吸更可达到每分钟44次。一次呼吸动作的完成包括吸气和呼气，一般用直接观察胸部的起伏来观察呼吸动作。测量呼吸速率时需要测足60秒。

2.测量呼吸次数的方法

（1）测量呼吸时，不仅要数每分钟呼吸的次数，还要观察呼吸快慢是否一致，深浅是否均匀，有无呼吸困难的表现。正常呼吸是均匀、平衡、有规律的，吸气略长于呼气。

（2）对于呼吸很微弱的危重患者，不便于观察其胸部的起伏，可以将棉絮放在其鼻孔前，观察棉絮1分钟内飘动的次数。（即是他的呼吸数）。注意棉絮的量要尽量少，不要阻碍患者的呼吸。

ⓘ 注意事项

1.各个年龄期的儿童呼吸次数也不一样，年龄越小呼吸次数越多。

2.在测量时，如发现呼吸确实停止，应立即用口对口人工呼吸法进行抢救。

3.呼吸增快多发生在高热、肺部疾病、心脏病患者身上。

4.药物中毒时呼吸会减慢，如出现呼吸困难或鼾声，则是危险的信号。

5.若出现双吸气、点头呼吸、鼻翼扇动，以及呼气时胸廓下陷的现象，表明病情严重，要尽快送往医院。

测量脉搏

检查脉搏是急救中需要掌握的一项基本技术，在对患者的状况进行初步判断时，以及进行心肺复苏术的过程中，都需要检查脉搏。需要注意的是，对于 1 岁以内的婴儿来说，检查脉搏的方式与成人和儿童不同。

 适用人群：成人及儿童

操作方法

判断心脏跳动应选择大动脉，测定脉搏有无搏动。对于成人及儿童，一般来说触摸颈动脉，在5～10秒内通过颈动脉是否搏动判断患者有无心跳。

颈动脉的位置：用一只手的示指、中指轻轻置于患者的颈中部（甲状软骨）中线，然后将手指向一侧滑动至甲状软骨和胸锁乳突肌之间的凹陷处，此处即为颈动脉的位置。手指稍用力向颈椎方向按压即可触到颈动脉是否搏动。操作时，在患者的左右两侧颈动脉分别触摸5秒，确定有无搏动。

ⓘ 注意事项

1. 检查颈动脉时不可用力压迫，避免刺激颈动脉窦，使得迷走神经兴奋，反射性地引起心脏停搏。

2. 不可同时触摸双侧颈动脉，以防阻断脑部血液供应。

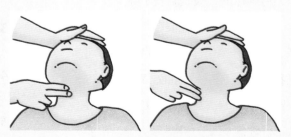

3. 检查时间不要超过10秒，对于已经无反应、无呼吸的患者，马上进行心肺复苏术是关键。

适用人群：1岁以下婴儿

操作方法

婴儿的颈部较短，颈动脉较难触摸，应该选择其他大动脉，如股动脉、肱动脉。

股动脉位于大腿内侧，腹股沟韧带下方。检查时使婴儿平躺，一只手扶住其胳膊，另一只手的示指、中指放在靠近自己一侧腿的股动脉处，稍加力度检查是否有搏动。

肱动脉位于上臂内侧中央、肘和肩关节之间。检查时将婴儿的手臂打开，一只手固定婴儿手臂，另一只手的示指、中指放置于肱动脉位置，稍加用力检查是否有搏动。

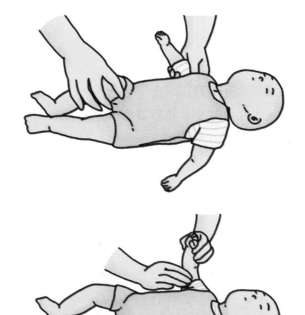

⊘ 注意事项

操作应迅速，在5～10秒内判断婴儿有无心跳。

酒精擦浴

　　酒精擦浴是一种简易而有效的降温方法。因为酒精是一种挥发性的液体，它在皮肤上迅速蒸发时，能够吸收和带走人体大量的热量。一般来说，对于高热患者，在服用退热药的同时，还可以辅以冰袋降温、冷湿敷、酒精擦浴等物理降温方法。

酒精擦浴的方法

　　1.用一块小纱布蘸浸酒精，置于擦浴的部位，先用手指拖擦，然后用掌部做离心式环状滚动，边滚动边按摩，使皮肤毛细血管先收缩后扩张，在促进血液循环的同时，使机体的代谢功能相应加强，并借酒精的挥发作用带走体表的热量而使体温降低。

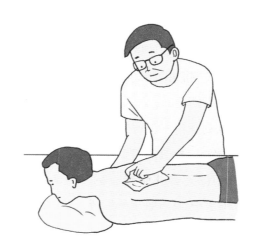

　　2.使用酒精擦浴时要注意酒精浓度，一般以30％～50％的浓度为宜。通常是先从患者的颈部开始，自上而下地沿着上臂外侧擦至手背，然后经过腋窝沿上臂内侧擦至手心。上肢擦完后，自颈部向下擦拭后背，擦浴的同时用另一只手轻轻按摩拍打后背，以促进血液循环。

　　3.擦拭下肢时，可以从髋部开始，方法与擦拭上肢相同，每个部位擦拭3分钟左右。擦拭腹股沟、腘窝、足心等部位时，停留的时间应稍长些，以提高散热效果。最后擦拭背部。

　　4.酒精擦浴后用干毛巾擦干皮肤。

ⓘ 注意事项

　　擦浴过程中如发现患者出现寒战、脸色苍白等异常情况，应停止擦浴，盖好衣被保温，并及时请医生诊治。

冷敷

冷敷的主要目的是使局部血管收缩，控制小血管的出血，为张力较大的肿块减轻疼痛，达到消肿止痛的功效。冷敷的作用是减少通往伤处的血流，使受伤部位的内出血和肿胀情况得到控制。冷敷适用于扭伤患者、高热患者、扁桃体摘除术后的患者、鼻出血者、早期局部组织损伤患者、中暑者、牙痛及脑外伤患者。

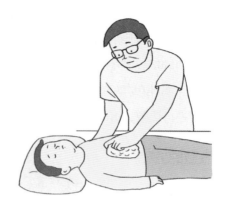

冷敷的方法

1.冰袋冷敷法

将冰块打碎，用水冲掉碎冰块的棱角，然后装入橡皮袋或塑料袋内至1/2容积，驱出空气，扎紧袋口。然后将冰袋敷于患者受伤处。注意，严禁将冰袋放在枕后部或阴囊处，以免造成冻伤。

2.冷湿敷法

将毛巾或纱布浸于冷水或冰水中，取出拧至半干（拧至不滴水即可），敷于受伤处。每3~5分钟更换一次。

ⓘ 注意事项

1.冷敷时要了解患者的感觉，如果患处皮肤感到不适或疼痛，皮肤发灰，出现紫斑或水疱时，应立即停止冷敷。

2.冷敷的时间不宜过长，一般以20分钟为宜，最多不超过30分钟，以免影响血液循环。老、幼、衰、弱患者，不宜做全身冷敷。

3.如果使用冷毛巾、冰袋，4~6分钟应更换一次。一般冷敷不要在肢体末端进行，以免引起循环障碍，导致组织缺血、缺氧。

4.对伤口或手术后创伤处、眼部冷敷，用具一定要严格消毒，以防引起交叉感染。

热敷

热敷可以促进局部组织血液循环，提高机体的抵抗力和修复能力，促使炎症消散，减轻局部肿痛，并能使局部肌肉松弛，皮肤血管扩张，减轻深部组织的充血和肌肉痉挛，有消炎、消肿和减轻疼痛的作用。此外，冬季对老幼体弱之人及末梢循环不良的患者、危重患者进行热敷，可改善血液循环，使患者温暖舒适，起到防病保健的效果。

热敷的方法

1.干热敷法

将60～70℃的热水灌入热水袋2/3左右处，慢慢将热水袋的空气排出，拧紧盖子，倒提水袋，检查是否漏水，然后将热水袋表面擦干，使用前在臂内测试，应以不烫为宜。用毛巾将热水袋包裹好，放在患者需要热敷的部位。为小儿、老年人或瘫痪、水肿、循环不良、昏迷的患者进行干热敷时，水温应略低些，以50℃左右为宜。

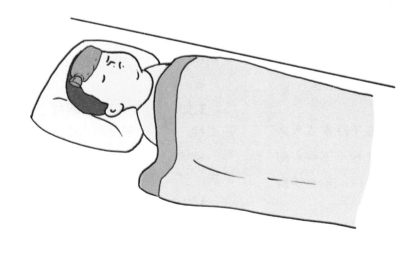

2.湿热敷法

先在需要热敷的局部皮肤上盖一层薄布，然后将小毛巾或旧布折成小方块，放在热水中浸湿，拧干后敷在患处，上面再加盖干毛巾以保持热度。敷布温度以患者不觉得烫为宜，3～5分钟更换一次，敷20～30分钟。也可在敷布上放热水袋以保持温度。

3.水杯蒸汽熏敷

这种热敷法适用于眼鼻部疖肿，具体方法：在一个大口径的水杯中灌入半杯开水，患者在距水杯5～10厘米处，将眼或鼻对准杯口，以能够耐受为度，然后用大毛巾将整个头部与水杯一起蒙住，熏蒸20分钟即可。

ⓘ 注意事项

1. 热敷适用于初起的疖肿、痛经、风寒引起的腹痛、腰腿痛等病症。

2. 湿热敷的毛巾敷前要拧干，敷完后不要马上外出，以免吹风，着凉感冒。

3. 给患者热敷时，如发现局部皮肤有发红等异常改变，应暂停热敷。毛巾和热水袋不可过烫，以免烫伤。对于伤口有神经损伤，局部麻木的患者更应该格外小心。

4. 急性腰痛患者未明确诊断之前不宜热敷，以免延误诊断；头、面、口腔化脓性感染的患者不宜热敷，以免局部血液增多，促使细菌进入脑内，产生不良后果；各种内脏出血患者也不宜热敷，以防血管扩张，加重出血倾向。

开放气道

氧气是维持生命不可或缺的因素。发生意外的患者往往会出现气道阻塞，因此及时为患者打开气道，才能使氧气输送到全身各个部位，以维持生命。检查和开放患者的气道对挽救生命非常重要，必须第一时间进行。

为什么会发生气道阻塞

当患者的意识丧失后，尤其是心脏停搏后，全身肌张力就会迅速下降，包括咽部与舌肌的肌张力下降，导致舌肌往后坠落，很有可能阻塞气道，严重者甚至不能呼吸。如果将患者的下颌托起，使头部适当后仰，便可使舌体离开咽部，从而使气道开放。

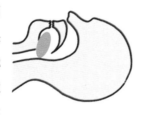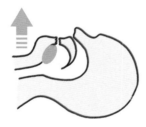

畅通气道

操作方法

1.压额提颌

抢救者将一只手放置在患者的前额并稍用力向下压；另一只手的示指、中指并拢，置于患者下颌部，将下颌向上提起。通过左右手的配合使得患者头部后仰，下颌向上抬起。成人头部后仰的程度，以下颌角与耳垂之间的连线与患者仰卧的平面垂直，此时患者的鼻孔朝着正上方，即后仰角度为90°，儿童的后仰角度为60°，婴儿的后仰角度为30°。

! **注意事项**

1.手指不要压迫到患者的颈前部、颌下软组织，以免对气道造成进一步压迫。

2.抬起的程度应适当，不要使患者的颈部过度伸展。

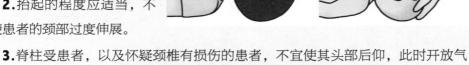

3.脊柱受患者，以及怀疑颈椎有损伤的患者，不宜使其头部后仰，此时开放气道应改用"双手托颌法"，以免进一步加重颈椎损伤。

2.双手托颌法

抢救者跪在患者头部前侧，双手手指放在患者下颌角，拇指在上、四指在下托住，然后稍用力向上托并向前推，抬起患者的下颌。

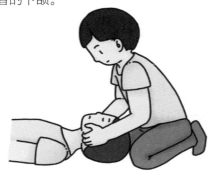

! **注意事项**

1.此方法适用于怀疑颈椎、脊柱外伤的患者。

2.使患者的头始终保持正中位，不能使头后仰，更不可使头左右扭动。

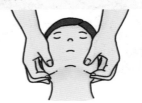

清除异物

操作方法

检查患者的口腔及气道内是否有明显的异物，如果看到明显的异物，如呕吐物、脱落的牙齿等，应迅速将其取出。可用手指将异物挖出、抠出。如果患者没有脊柱损伤，可将其头部偏向一侧，方便清理口腔异物。

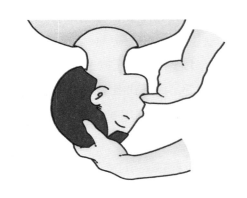

为婴儿清理口腔异物时，抢救者可取坐位，稍分开两腿，一手托住婴儿的颈肩部，同时将手放于同侧腿上，使婴儿头朝下并面朝抢救者的方向；用另一只手较细的手指（如小指）小心地抠出异物。

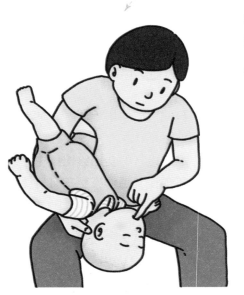

ⓘ **注意事项**

用手指抠出异物时，应小心操作，注意避免将异物推入更深处。

检查呼吸

操作方法

在进行开放气道的操作之后，抢救者需利用看、听、触3种方法，在5～10秒钟内，判断患者的气道是否已经通畅，以及自主呼吸是否恢复正常。

一看，观察患者的胸部、上腹部是否有节律地上下起伏；二听，将耳朵贴近患者的口鼻，听其是否有呼吸声；三触，将面颊贴近患者的口鼻，感觉是否有呼吸形成的气流。

如果胸廓没有起伏，并且没有听到、触到气体从口鼻呼出，则表明患者不存在呼吸，应立即给予人工呼吸救护措施。如果患者呼吸不正常，如呈喘息状，也需要进行人工呼吸。

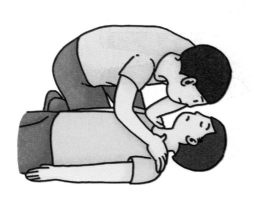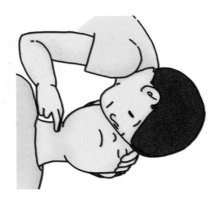

ⓘ 注意事项

"一看、二听、三触"这一评估过程要尽可能快速进行，不宜超过10秒钟，以免耽误进行人工呼吸的时间。

稳定侧卧位

对于仍有心跳和呼吸，只是意识丧失而陷入昏迷的患者，以及频繁呕吐的患者，为了保持其气道通畅，并防止呕吐物呛入肺部造成窒息，应该立即将其摆放成"稳定侧卧位"，即"昏迷体位""复原卧位"。

操作方法

1.将平躺的患者一侧上肢抬起，放在头的一侧，手肘呈直角弯曲。

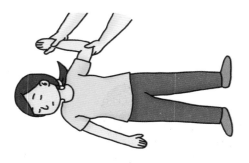

2.将另一手掌搭放在对侧肩上。

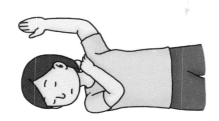

3.将搭肩一侧手臂的同侧下肢弯曲，注意防止身体前倾。

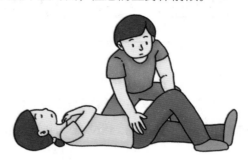

4.抢救者分别将两手放在患者患侧的肩部和膝关节处，固定好。

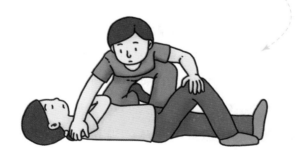

5.稍用力将患者水平翻转成侧卧位，此时患者的手掌在脸侧，气道通畅。

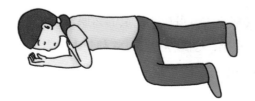

翻转成侧卧位后的正面图示

⚠ 注意事项

1.使患者处于真正侧卧的位置，切勿将其头部垫高，以利于液体自口腔流出。

2.侧卧位应能保持稳定，避免胸部受压而妨碍呼吸。

3.对于摆放好昏迷体位的患者，还应注意保暖，防止其受凉。

4.对伴有躁动不安或抽搐的患者，应防止坠床，必要时使用保护带，防止摔伤。

5.持续观察患者的心跳和呼吸，一旦发生心脏停搏或呼吸停止，立即进行心肺复苏术。

专栏：心肺复苏术

心肺复苏术（CPR）指为恢复心脏停搏患者的自主循环、呼吸和脑功能所采取的一系列急救措施。心脏一旦停止跳动，如果得不到即刻抢救复苏，在 4 ~ 6 分钟之后就可能造成人体重要器官组织不可逆的损伤，超过 10 分钟即会发生脑死亡，失去挽救的机会。因此，一旦发现心脏停搏，应立即在现场实施心肺复苏术进行急救。这项技术从 20 世纪 60 年代延续至今，是全球最为推崇、最为普及，也是最为有效的急救技术。

黄金 6 分钟，你知道吗？

有数据表明，在所有猝死患者中，约有 90% 发生于医院以外的各种场合。其中，65% 死于发病后的 15 分钟内，35% 死于发病后 15 分钟至 2 小时。因此，患者极有可能猝死在发病现场。另有我国上海市的一项数据表明，市民对心脏停搏需要及时采取心肺复苏术，且心肺复苏术的最佳时间只有 6 分钟的知晓率仅为 11.6%，而能够操作心肺复苏术的市民仅有 7.6%。而在欧洲和美国，心肺复苏术的普及率均超过 80%，美国一年中通过 CPR 存活的人数达到了 10 万人。

与心肺复苏相关的知识

1. 大脑是人体耗氧量最高的组织，耗氧量占全身总耗氧量的 20% ~ 30%（婴幼儿可高达 50%）。因此，脑组织对缺氧最为敏感，心脏停搏 3 ~ 4 秒，人便会出现头晕、黑蒙；心脏停搏 10 ~ 20 秒，人便会丧失意识，跌倒在地。

2. 心脏停搏发生后，脑组织比其他组织先受到严重损害，抢救不及时易留下后遗症。

3. 每延误 1 分钟，抢救成功率会下降 10%。抢救越早，复苏成功率越高，后遗症也越少。

⚠ **注意事项**

心肺复苏术，做永远比不做强！

治病救人，"做错不如不做，不做不如做对"，但心肺复苏术，做错也比不做强。因为此时患者的心脏已经停搏，不做心肺复苏术肯定会迅速死亡，做了就有可能转危为安，挽回生命。当然能做对更好，正确的按压手法可以避免患者发生肋骨骨折等不必要的意外伤害。

心脏停搏的常见原因

在家庭生活中，当存在以下情况时，就极有可能发生心脏停搏。无论何种原因导致的心脏停搏，进行心肺复苏术的徒手操作方法基本是相同的。

1. 冠心病：其中急性心肌梗死是冠心病中严重的一种类型，其导致的心脏停搏占总数的 80% 以上。

2. 其他心脏病：如心肌炎、心脏瓣膜病、主动脉夹层动脉瘤等。

3. 各类急症：如重症哮喘、大咯血、张力性气胸、肺梗死、急性上消化道大出血、出血性坏死型胰腺炎、脑出血、休克等。

4. 急性中毒、过敏：如洋地黄类药物中毒、奎尼丁中毒、亚硝酸钠中毒、有机磷农药中毒、氰化物中毒、青霉素过敏、血清制剂过敏等。

5. 意外事故：如触电、溺水、窒息、严重外伤等。

如何迅速判断家人出现心脏停搏

（1）突然跌倒，意识丧失，呼之不应，伴有一过性、全身性、痉挛性抽搐；双侧眼球上吊、固定。

（2）出现喘息样呼吸，继而呼吸停止。

（3）颈动脉搏动消失。

（4）心音消失。

（5）皮肤、口唇、脸颊、指甲床变得青紫、苍白或出现花斑。

（6）双侧瞳孔散大，对光反射消失。

以上判断依据中，第（1）、（2）两项最为重要、呈突发性；第（3）～（6）项均需要经过一定的检查。若家人同时出现第（1）、（2）两项的反应，就应该立即实施心肺复苏术，而不要再进行其他检查，以免耽误抢救时间。

ⓘ 注意事项

为什么胸外按压可以抢救生命？

当人的心脏突然停止跳动时，血液已经不具备继续流动的动力，身体的各个器官和组织开始失去氧气和营养供应，面临衰竭的危险。但这时肺部其实还有足够的空气可以使用，只要在心脏刚刚停跳的几分钟之内，通过胸外按压的手法暂时取代心脏泵血的功能，就有可能重新建立流动的血液循环。正确的操作可以使心脏排血量达到正常时的25%～30%，脑血流量可达到正常时的30%，维持机体最低限度的需要，保住生命。

成人心肺复苏术

以下操作步骤是为意识丧失、呼吸消失或仅有喘息声的8岁以上患者进行的心肺复苏术。

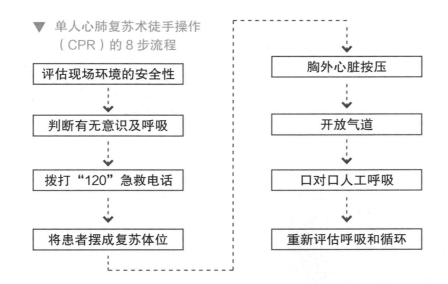

▼ 单人心肺复苏术徒手操作（CPR）的 8 步流程

评估现场环境的安全性 → 判断有无意识及呼吸 → 拨打"120"急救电话 → 将患者摆成复苏体位 → 胸外心脏按压 → 开放气道 → 口对口人工呼吸 → 重新评估呼吸和循环

评估现场环境的安全性

发现患者倒地后，为了保障自己、患者和旁人的安全，首先要观察、了解整个现场的环境情况，确定现场是否安全。如果患者周围存在危险因素，可在不威胁自身安全的情况下，将其转移至安全地带，在做好自我防护的情况下进行救护。

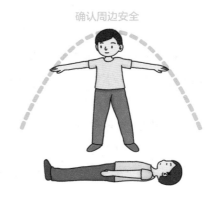

确认周边安全

判断有无意识及呼吸

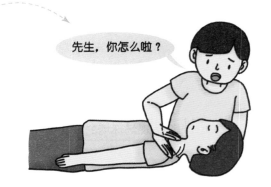

先生，你怎么啦？

操作方法

1.双手轻拍患者的双肩，凑近患者的耳边大声呼喊，仔细观察其有无反应，除了应答反应，还需观察其有无肢体运动。

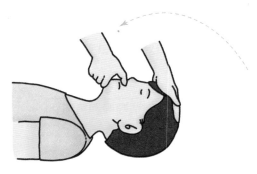

2.如果患者对声音刺激无任何反应，可掐按人中穴5秒钟，同时观察其胸部、腹部有无起伏，判断呼吸是否正常。

⚠ 注意事项

呼唤患者时，只能以手掌拍肩，并掌握合适的力度。切勿晃动患者的头部，或使劲来回摇动其双肩，以免对脊柱损伤的患者造成二次伤害。

如果患者对声音无反应，同时无呼吸或呼吸不正常（如喘息样呼吸），即可判断心脏停搏，应立即做好实施心肺复苏术的准备。

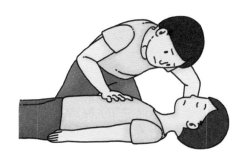

拨打"120"急救电话

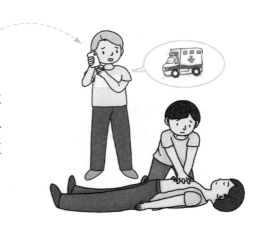

操作方法

1.确定患者心脏停搏之后，如果现场有一位以上抢救者，其中一人应立即拨打"120"急救电话，同时另一人开始对患者进行心肺复苏术。

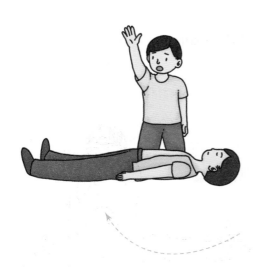

2.如果现场只有一位抢救者，则抢救者应立即举起手臂，同时高声呼救："快来人！救命啊！有人晕倒了，快打'120'，来帮我！"寻求帮助时语气要坚定清楚，如果有很多人围观，需要迅速地指定某个人拨打电话，说："先生！帮我打'120'！对，就是你！我们可以救他！快帮我打'120'！"不要让对方有迟疑的机会。

(!) 注意事项

　　对于溺水、创伤、药物中毒等紧急情况，应先徒手做心肺复苏术5个循环（约2分钟），再打"120"急救电话求救。

将患者摆成复苏体位

操作方法

1.抢救者迅速跪在俯卧位或侧卧位的患者身体一侧，将患者的双上肢向上伸直，再将外侧下肢搭在内侧下肢上。

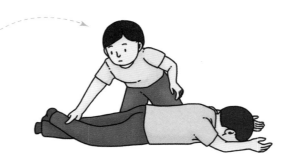

2.抢救者的一只手固定在患者的后颈部，另一只手固定在其外侧腋部。

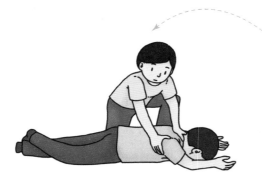

3.抢救者稍用力将患者整体向抢救者一侧翻动成为仰卧位，再使其头、颈、肩、腰、髋在同一条直线上。

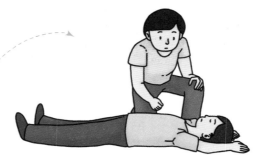

⊙ 注意事项

转动时必须使整个身体同时转动，避免身体扭曲、弯曲，以防脊柱、脊髓损伤。

胸外心脏按压

操作方法

1.抢救者跪在患者身体的任意一侧，身体正对患者两乳头，两膝分开，与肩同宽，两肩正对患者胸骨上方，距离患者身体一拳左右。

2.将一只手的掌跟部放置在患者胸部正中，中指压在一侧乳头上，手掌根部放在两侧乳头连线的中点处，不可偏左或偏右。

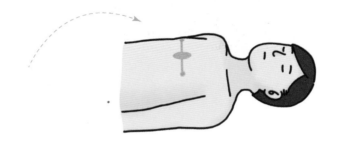

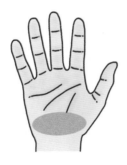

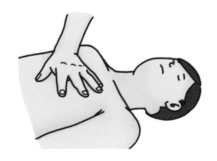

3.另一只手的掌根放在上一只手的手背上，两手十指交叉相扣，确定手指不会接触到肋骨。

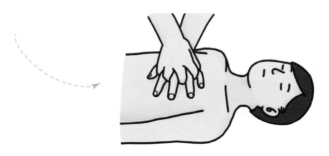

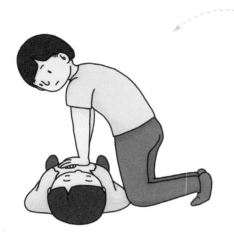

4.以髋关节为支点，利用上半身的力量往下用力按压，两臂基本垂直，使双肩位于双手正上方，肘关节不得弯曲，保证每次按压的方向垂直于胸骨。

5.按压深度至少5厘米（平均按压深度控制在6厘米），相当于胸壁厚度的1/3，以触摸到颈动脉搏动最为理想。压一下，放松一下，待胸廓完全回弹、扩张后再进行下一次按压，同时掌根始终不得离开胸壁，以保证位置的准确。

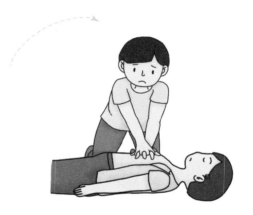

6.按压的频率为每分钟100次（不超过每分钟120次），以该频率连续"按压—放松"30次，保持节奏均匀，按压和放松回弹的时间应该是相同的。

ⓘ **注意事项**

如果患者的躯干在弹簧床、沙发等不宜进行胸外心脏按压的软质平面上，可将其平移至硬质地面或在患者的背部放置一个硬木板。

⊙ 注意事项

1.有几种不正确的操作有可能造成患者肋骨骨折，操作时需避免：掌根放置的位置不在患者胸部正中，偏左或偏右；放松回弹过程中，掌根离开患者胸壁，按压位置随意移动；冲击式按压，双臂不平直，手肘弯曲，无法平均用力。

2.每次按压之后要待胸廓完全回弹、扩张，才能继续进行下一次按压，时间为1：1，否则会使心血流量减少。放松时应完全不用力，但要维持手臂垂直，准备下一次按压。

3.未经培训者也可以做胸外按压。《2010年美国心脏协会心肺复苏及心血管急救指南》强烈推荐未经CPR培训的旁观者，对突然倒下而无反应（意识丧失伴无呼吸或喘息样呼吸）的成年人进行胸外按压。抢救者可以进行单纯胸外按压，不做口对口吹气，直到急救设备可以使用，急救人员前来接管患者。

4.除了"胸外心脏按压"，心肺复苏术的另一个重要内容是进行"口对口人工呼吸"。按压与人工呼吸的比率为30：2，即每进行30次不间断的胸外按压之后，需给予2次口对口人工呼吸。循环反复进行。

开放气道

操作方法

1.开放气道是进行口对口人工呼吸之前必做的准备工作。首先清理口腔异物，如果有明显异物，如呕吐物、脱落的义齿等，可用手指取出，以保持气道通畅。

2.选择"压额提颌法"或"双手托颌法"的方法，使患者的气道保持畅通。

口对口人工呼吸

操作方法

1. 口对口人工呼吸是为患者提供氧气的快速、有效的急救法。抢救者的一只手放在患者前额，用拇指、示指捏住患者的鼻翼，使其嘴巴张开。

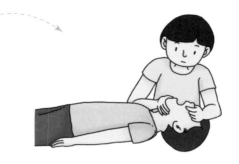

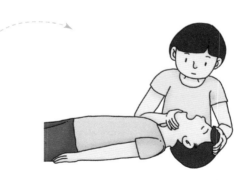

2. 抢救者正常吸一口气，然后用自己的嘴严密包绕患者的嘴，尽量避免漏气，向患者嘴内吹气，直到其胸部鼓起，吹气时间维持1~2秒。

3. 移开嘴，松开紧捏患者鼻翼的手指，待患者胸部回落，"吹气时胸部明显上抬，嘴移开后胸部回落"形成一次有效的人工呼吸。

4. 重复以上3步，连续进行2次有效的人工呼吸。

⊙ **注意事项**

1. 切勿吹气时间过长、气量过大，以免胃部膨胀、胃内压增高，从而压迫肺部，反而使得肺通气量减少，并有可能导致胃内容物反流而阻塞气道。

2. 操作过程中不要移动患者的体位，从始至终保持患者头部后仰、下颌抬起，使气道通畅。

3. 如果吹气时患者胸部没有抬起，则须从使用"压额提颌法"或"双手托颌法"开放气道开始重新操作，并检查每一步操作是否正确。

4. 在进行完2次有效的人工呼吸之后，就需要再次进行30次胸外心脏按压，以胸外按压和人工呼吸30：2的比率进行5个循环（约2分钟），然后重新检查患者的呼吸和循环体征。

重新评估呼吸和循环

操作方法

1. 在做完5次"胸外按压—人工呼吸"的循环之后，检查1次患者的颈动脉。

2. 如颈动脉搏动恢复，则停止胸外心脏按压，并摆放成稳定侧卧位。继续严密监控患者的呼吸循环功能，直至医护人员前来。

3. 如颈动脉脉搏未恢复，则继续胸外按压和人工呼吸，此后每5分钟检查1次脉搏。

⊙ **注意事项**

寻找至少一个人与自己进行交替操作，轮流做心脏按压和口对口人工呼吸，避免过度疲劳。直到患者心跳恢复或医护人员接管才能停止。

孕妇心肺复苏术

孕妇心肺复苏术流程跟一般成人一样。但进行心肺复苏术时，患者需要平躺在较硬的平面上，如果孕期已超过 20 周，那么子宫和胎儿的重量便会压迫到位于右腹部的大血管，使下半身的血液难以顺利回流至心脏，全身血流量会因此降低 1/3 ~ 1/2，严重影响心肺复苏术的效果。

两人操作心肺复苏术

孕妇心肺复苏术一般需要两人同时进行，因此在确定孕妇已经丧失意识和呼吸后，首先要做的是再找一个人，和自己一起为孕妇实施心肺复苏术。具体操作方法如下。

操作方法

1. 将孕妇摆放成复苏体位，并确定其平躺在较硬的平面上。

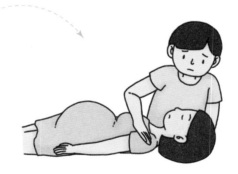

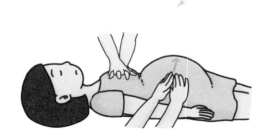

2. 一人跪在孕妇身体左侧，按照正常方法进行心肺复苏术的操作；同时另一人跪在孕妇身体右侧，用手不断地将孕妇的肚子往左边推，以把肚子推到身体中线为目标。

3.在换人操作时，停止心肺复苏术的抢救者可以接手推移子宫的任务，两人交替重复以上操作。其他操作方法均与成人徒手心肺复苏术相同。

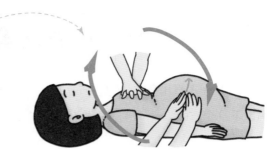

单人操作心肺复苏术

如果现场实在找不到另一个人，只能一个人对孕妇实施心肺复苏术时，就要想办法将孕妇的右背部垫高30°，最好选择坚硬的木板，或者任何坚硬、安全的物体，在为孕妇摆好复苏体位之后，将其垫在孕妇的右背部；不宜选择毛毯、衣服等太软的物品，否则会影响效果。

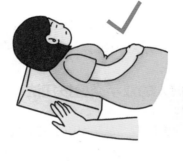

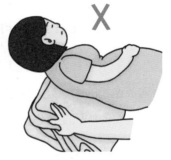

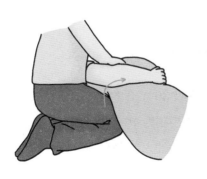

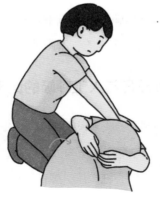

如果手边没有什么东西可以为孕妇垫高，抢救者可以跪在孕妇的身体右侧，把孕妇抱在自己的大腿上，用膝盖及大腿将孕妇的右背顶起约30°高，然后依照成人徒手心肺复苏术的方法进行急救操作。

1～8岁儿童心肺复苏术

为1～8岁儿童实施的心肺复苏术（CPR）与成人的CPR流程相似，区别和要点主要有以下几个方面。

先进行2分钟胸外按压，再拨打"120"急救电话

儿童跟成人心肺复苏术最主要的不同在于紧急程度。如果现场只有抢救者一个人，那么首先要对患病儿童进行2分钟的徒手心肺复苏术，然后再拨打"120"急救电话。

如果现场有2人以上，操作方法就与成人完全相同，一个人立即进行心肺复苏术，同时另一个人拨打"120"急救电话，获得救援。

采用单掌按压法，而非成人的双手交叠按压法

对于1～8岁的儿童，压胸的方式是使用单手的掌根，放置于两乳头连线的中点处，快速按压，并确保没有按压到患病儿童的肋骨。其他的按压注意事项与成人相同，需要始终保持手臂垂直。

按压深度至少是儿童身体厚度的1/3

按压时，使用单手掌根部垂直下压胸骨，使胸部下陷1/3，然后放松，但手不离开胸部，待胸部完全回弹后再进行下一次按压。按压的频率跟成人一样，为每分钟100次。

胸外按压与人工呼吸的比率为15：2

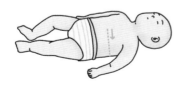

不同于成人胸外按压与人工呼吸30：2的比率，8岁以下儿童的胸外按压与人工呼吸比率应控制为15：2，即每进行15次胸外心脏按压，接着进行2次有效的人工呼吸，循环进行。

婴儿心肺复苏术

1周岁以下婴儿的生理和发育等与成人不同，因此婴儿与成人的徒手心肺复苏术操作存在较大差异，完整的操作流程如下。

评估现场安全性

发现婴儿失去知觉后，首先确保环境的安全性。如有必要，先将婴儿移至安全地带。

判断婴儿有无意识——刺激足底

操作方法

1. 用一根手指对婴儿的足心进行适当的刺激，或者用手掌拍击婴儿的足底，同时呼唤其名字，观察婴儿是否啼哭、挣扎。

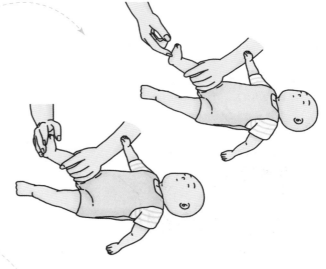

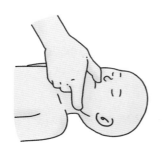

2. 如果婴儿能睁眼或啼哭，说明其有意识。如果没有任何反应，掐按其人中或合谷穴，观察其有无呼吸，如无呼吸或呼吸不正常，即可判断为心脏停搏。确定婴儿心脏停搏后，立即大声呼救，请人迅速拨打"120"急救电话，同时开始为患儿实施心肺复苏术。

摆正体位

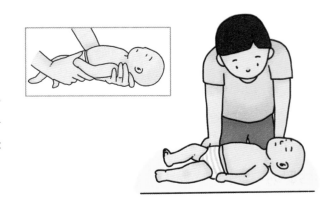

　　将婴儿仰卧在较硬的平面上，若没有合适的地方，也可以抱着婴儿，用前臂支撑婴儿的背部，用手支撑婴儿的头颈，使婴儿的头部轻度后仰，并保持这个状态。

胸外心脏按压——双指按压法

操作方法

1. 将一只手的示指、中指并拢，指尖垂直向下按压婴儿的胸骨。

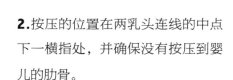

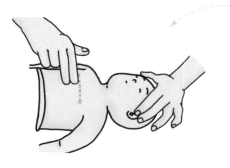

2. 按压的位置在两乳头连线的中点下一横指处，并确保没有按压到婴儿的肋骨。

3. 按压到婴儿胸部下陷1/3～1/2后放松，同时手指不离开婴儿的胸部，待其胸部充分回弹再进行下一次按压，即按压时间和放松时间为1：1。

4. 按压频率比成人稍快，应在每分钟100次以上，一般为每分钟120～140次。以这个频率重复按压30次。

开放气道

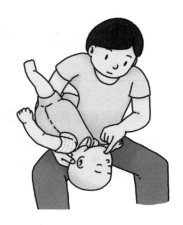

操作方法

1.清除婴儿口鼻内的可见阻塞物，用手指小心地抠出。

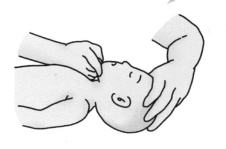

2.将一只手放在婴儿的前额，另一只手的一根手指尖托住婴儿的下颌，使头部轻微后仰。注意，下面的手指不要挤压到颌下的软组织，头部不要过度后仰，下颌角和耳垂的连线与婴儿仰卧的平面呈30°角即可。

口对口人工呼吸

操作方法

1.抢救者正常吸一口气，将嘴唇罩住婴儿的口鼻，形成密封。在1秒钟内将气体平稳地吹入婴儿的口鼻内，见其胸廓隆起即可。

2.抢救者的嘴离开，观察婴儿的胸廓是否下降。如果吹气时胸廓隆起，吹气结束后胸廓下降，就表明进行了1次有效的人工呼吸。应连续进行2次有效的人工呼吸。

检查脉搏——触摸股动脉或肱动脉

以 15：2 的比率不断重复进行胸外按压--人工呼吸，检查婴儿脉搏是否恢复，可触摸股动脉或肱动脉进行判断。

专栏：气道异物阻塞急救法

气道异物阻塞会导致通气功能障碍，使机体和外界无法进行气体交换，如果不能立即排出异物，严重者可迅速窒息、缺氧而亡。因此，家人或自己发生气道异物阻塞时反应一定要快，要迅速排出异物、解除阻塞、纠正缺氧状态，才有可能保住生命。

哪些人容易发生气道异物阻塞

婴幼儿

5岁以下的儿童是气道异物阻塞的高发人群，其吞咽功能发育不完善，牙齿未长齐，若进食时啼哭、嬉笑、玩耍，或者用手抓着各种"玩具"往嘴里塞，都容易导致气道异物阻塞。

老年人

老年人的吞咽功能退化，尤其是患有心脑血管疾病的老年人，以及牙齿脱落的老年人，他们都是容易发生气道异物阻塞的高危人群，日常生活中应该多加小心，家人也要细心看护。

饮食习惯不好的成年人

成年人虽然具有自我保护的能力，但如果饮食习惯不好，如进食过快、过猛，或进食时说笑、抛食花生米等食物，以及在醉酒等情况下，同样容易发生气道异物阻塞。

如何及时发现家人出现气道异物阻塞

有时异物会进入下呼吸道，出现剧烈咳嗽，但接下来会有一段或长或短的无症状期，这时很容易错过关键的急救时间，抢救不及时还有可能导致严重的并发症。因此，一旦家人出现气道异物阻塞，及时发现情况是采取抢救措施的必要前提。

1. 完全性阻塞

如果患者的气道完全被卡住，会当即就不能咳嗽、不能呼吸、不能发声，两手会本能地做出掐住脖子的动作，患者出现这个动作是发生完全性阻塞最明显的特征。同时患者面色潮红，继而变成青紫色或苍白色，随即意识丧失，继而心脏停搏。

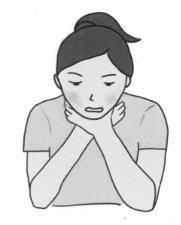

2. 不完全性阻塞

如果患者的气道还可以部分通气，没有被完全阻塞，患者会出现剧烈呛咳、呼吸困难等症状。患者每次费力呼吸时，喉咙会发出口哨一样的喘鸣声。此外，患者的面色会先潮红，后转变为青紫色或苍白无色，烦躁不安，接着意识丧失，最后出现呼吸停止和心脏停搏。

海姆立克急救法

发生不完全性阻塞的患者，经用力咳嗽无效，呼吸逐渐微弱时，应立即采用"海姆立克急救法"抢救。发生完全性阻塞的患者，应第一时间使用海姆立克急救法抢救。

海姆立克急救法通过不断冲击上腹部的操作，使膈肌瞬间抬高，从而使肺内压力骤然增高，形成"人工咳嗽"，迫使肺内气流将气道内的异物冲击出来，从而解除阻塞。

成人海姆立克急救法

站立位的上腹部冲击法

适用人群：意识清楚的患者

（操作方法）

1.患者站立位，弯腰并头部向前倾，抢救者站在患者身后，一腿在前，插入患者两腿之间呈弓步，另一腿在后伸直，同时两臂环抱患者的腰腹部。

2.抢救者一手握拳，拳眼置于患者脐上两横指的上腹部，另一只手固定拳头，并突然连续、快速、用力向患者上腹部的后上方冲击，直至气道内的异物排出或患者意识丧失。

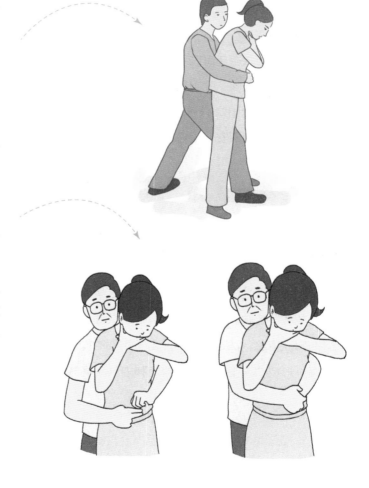

3. 如果患者在抢救的过程中发生意识丧失，应立即将其摆成平卧的复苏体位，使用心肺复苏术进行急救。

⚠ 注意事项

1. 此法不适宜肥胖者、孕妇及1岁以下的婴儿。

2. 冲击的速度维持在1秒1次，并且要用力，方向向上。

卧位的上腹部冲击法

👥 适用人群：意识丧失的患者

1. 将患者摆放成平卧位，抢救者骑跨于患者大腿两侧。

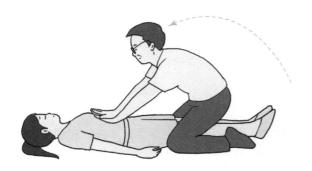

2. 将一手掌根置于患者肚脐上两横指处，另一只手重叠于第一只手上，并突然连续、快速、用力向患者上腹部的后上方冲击。

3. 每冲击5次后，检查1次患者口腔是否有异物。如果发现异物，立即将其取出。

⚠ 注意事项

此法同样不适宜肥胖者、孕妇和1岁以下的婴儿。

孕妇及肥胖者海姆立克急救法

怀孕 3 个月以上的孕妇，胎儿的大小会超过肚脐，因此不宜使用上腹部冲击法，因其冲击点临近肚脐，这时应该使用胸部冲击法。对于肥胖者，尤其是腹部肥胖者，如果其肚脐上不容易用力，也需要改用胸部冲击法。

站立位的胸部冲击法

 适用人群：意识清楚的孕妇及肥胖者

（**操作方法**）

1.患者站立位，头部向前倾，抢救者站在患者身后，一腿在前，插入患者两腿之间，呈弓步，另一腿在后伸直，同时两臂环抱患者的胸部。

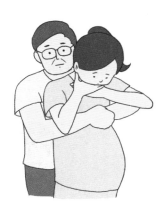

2.抢救者一手握拳，拳眼置于患者两乳头连线中点，另一只手固定拳头，并突然连续、快速、用力向患者胸部的后方冲击，直至气道内的异物排出或患者意识丧失。

3.如果患者在抢救的过程中发生意识丧失，应立即将其摆成平卧的复苏体位，使用孕妇心肺复苏术进行急救。

卧位的胸部冲击法

👥 **适用人群：意识丧失的孕妇及肥胖者**

(**操作方法**)

1.将患者摆成平卧位，抢救者跪在患者身体一侧。

2.用一手的掌根部放在患者两乳头连线中点的部位，另一只手重叠其上，双手十指交叉相扣，并连续、快速、用力垂直向下冲击。

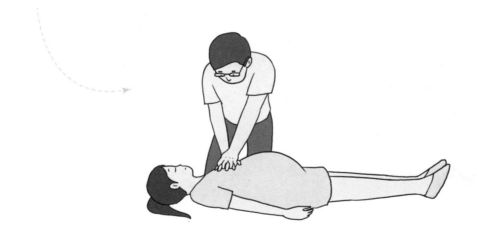

3.每冲击5次后，检查一次患者口腔是否有异物。如果发现异物，立即将其取出。

幼儿海姆立克急救法

适用人群：意识清醒的幼儿

操作方法

1.让孩子朝前弯下腰，抢救者一手托住其胸部，另一只手用力拍打其双肩胛骨之间的背部5次。

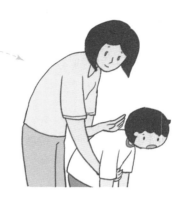

2.检查孩子口腔，用手指压住其舌根部，以看清异物，清理出可以看得见的异物。

3.如果拍背仍不奏效，就进行胸部按压。抢救者一手掌根放在其胸骨下段，用另一只手压在手掌上，垂直向里按压5次，频率为3秒钟1次。再次检查口腔。

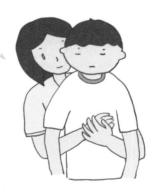

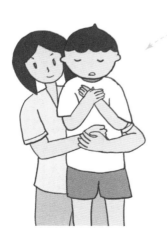

4.如果胸部按压仍无效，就做腹部按压。将拳头放在上腹部的中间、肋弓的下方，用另一只手托住它，向上按压5次后，检查其口腔。

👥 **适用人群：神志不清的幼儿**

操作方法

1. 转动幼儿的身体，抢救者侧向一边，用手在其背部肩胛骨之间拍打5次。

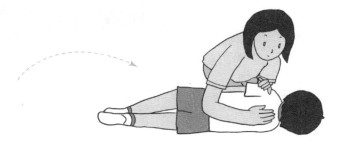

2. 再将他的身体转成平卧位，将手掌根部放在幼儿的胸骨下段，垂直向下按压5次，频率为3秒钟1次，再检查口腔。

3. 如果上述方法无效，坐在孩子身体的一侧，或跨跪过他身体，将手掌根部放在其上腹部中间低于肋弓处，做5次向上的按压后，检查口腔。然后再做5次人工呼吸。

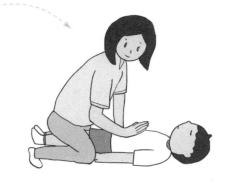

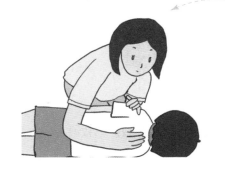

4. 如果阻塞物仍无法清除，继续上述方法，即：拍背、按压胸部及腹部、检查口腔、做人工呼吸。

婴儿海姆立克急救法

操作方法

1. 抢救者将婴儿脸朝下，头部顺着前臂下垂，并用手托住其头部或肩膀，垂直拍打背部上方5次。

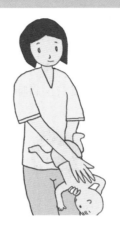

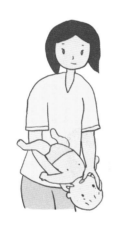

2. 使婴儿的脸朝上，用另一只手托住他，检查他的口腔，用手指抠出可见的阻塞物，不要盲目地将手指伸进喉内。

3. 如果拍背无效，则用两个手指在婴儿胸骨中点的下段，垂直向下按压5次，频率为3秒钟1次。这可以造成人为咳嗽，然后检查口腔。

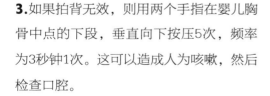

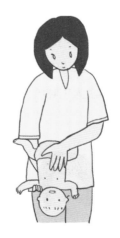

4. 重复以上三个步骤3遍，如果阻塞物仍无法清除，应打电话叫"120"救护车救治。

成人自救法

成人如果发生不完全性气道异物阻塞，并不会立即丧失意识，这时如果身边没有抢救者，一定要趁自己意识尚清醒时（2~3分钟内）迅速进行自救。

站立位的胸部冲击法

👥 适用人群：意识清楚的成人

操作方法

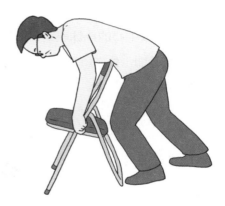

1.保持站立姿势，找一个适当高度的硬质椅子，站到椅背处。

2.头部后仰，使气道变直，然后将上腹正中抵在椅背顶端，双手扶住椅子，用身体的重量迅速、用力、连续往下按压、冲击，直至异物排出。

ⓘ 注意事项

如果一时找不到硬质椅子，用桌子边缘、窗台边缘，或者任何凸起的柱状硬物都可以。

专栏：外伤急救

人类四大死亡原因分别为心脏病、脑血管病、癌症、意外伤害。其中，前三种死因主要见于老年人，而意外伤害则更多地威胁着青少年的生命和健康。据世界卫生组织统计，意外伤害已成为 44 岁以下人群的第一死因，占 35 岁以下青少年死因的 50% 以上。

我国意外伤害占儿童死因总数的 26.1%，而这个数字还在以每年 7% ~ 10% 的速度递增。另外，儿童意外伤害 70% 发生于家庭。

各种意外伤害导致的死亡，更多地发生在事故现场。其中，即刻死亡（数秒至数分钟）占 50%、早期死亡（2 ~ 3 小时）占 30%，而后期死亡（伤后数周内）仅占 20%。北京急救中心的统计表明，受到意外伤害的患者，有 49.74% 在急救车到达之前已经死亡。因此，外伤急救的紧急程度不亚于对猝死（心肺复苏术）、窒息（海姆立克急救法）的急救。

外伤的种类和危险

开放创伤有伤口和出血现象，细菌会从伤口处侵入人体，导致感染。时间越长，感染概率越高。

外伤的种类有割伤、切伤、裂伤、刺伤、擦伤、挫伤、瘀伤等，表现为开放创伤和闭合创伤两大类。

闭合创伤表面没有伤口，感染概率较低，但体内有可能已经发生大量出血，失血量难以目测，还有可能已发生骨折和内脏爆裂，情况极其危险。

人体受到外伤的生理反应

成年人失血量如果少于总血量的10%，身体可以自然调节，一般无症状。当失血量超过15%时，患者会出现脉搏加快或转弱，血压下降，口渴，皮肤湿冷、苍白等症状；当失血量超过40%时，患者的呼吸会变得浅且快，随即不省人事，此时已情况危急。

从外伤出血到死亡，根据受伤的严重程度，人体的反应如下。

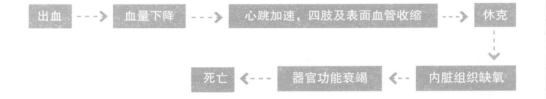

外伤急救的四大步骤

止血：减少血液流向伤口，使血凝块尽快形成。

包扎：固定止血敷料，保护开放伤口，防止感染。

固定：对骨折和受伤肢体进行临时固定，保护伤口，减轻痛苦，便于搬运。

搬运：经过以上处理之后，迅速、准确、合理地将患者安全地送到医院。

在按照以上四个步骤进行急救之前，往往需要为患者脱除衣物，这样才能准确地判断伤势，方便进行止血、包扎、固定。

外伤急救预处理——脱除衣物

为患者脱除衣物时，注意要尽可能地避免移动患者的身体，以防造成二次伤害。

(操作方法)

1.脱鞋

抢救者一只手托起患者的小腿或脚踝，另一只手将鞋子轻轻脱下。如果患者穿着长靴，最好先用剪刀剪开靴筒，再将其脱下。

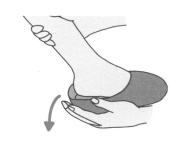

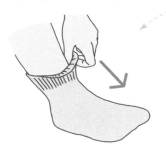

2.脱袜

从袜筒处慢慢往下，小心地脱去袜子，切勿从脚尖处拽下。如果患者的袜子较紧，可一只手拉起袜筒，另一只手用剪刀将袜子从上至下剪开。

3.脱长裤

检查伤势时无需将裤子脱下，以免擦碰到伤口。拉起裤腰，即可查看腰部及大腿的伤势；拉起裤管，即可看到小腿的伤势。必要时可提起裤腰或裤管，用剪刀剪去遮挡伤口的部分。

4.脱上衣

将患者扶起成坐位，将外套的领口退到肩部，然后弯曲未受伤的手臂，脱掉这边的衣袖，再将受伤手臂的衣袖脱下。如果伤情较重，患者不宜坐立，应从未受伤的部位将衣物拉起，然后用剪刀小心剪开衣物。

← 患肢

外伤急救第一步：止血

血液是维持生命活动最重要的物质之一，成人全身总血量约占自身体重的 7%，当出血量达到全身总血量的 20% 时，人就会休克，出血量达到总血量的 40% 时，可迅速危及生命。

出血的危险程度与破损血管的口径、出血速度成正比。某些重要的脏器和大血管，如心脏、胸主动脉、颈动脉、锁骨下动脉、肱动脉、股动脉等一旦破裂出血，往往会让患者于数分钟内死亡。因此，对于外伤的现场急救，第一步也是最重要的一步便是及时止血。

出血的种类，一眼识别

动脉出血

. 危险级别：高
. 颜色：鲜红
. 状态：血液从伤口呈搏动性喷射而出。

静脉出血

. 危险级别：中或高
. 颜色：暗红
. 状态：血液从伤口持续向外涌出。

毛细血管出血

. 危险级别：低或无
. 颜色：鲜红
. 状态：血液从创面呈点状或片状渗出。

出血的部位，警惕内出血

外出血

可从体表见到流出的血液，极易识别。

内出血

体表见不到血液流出，或从气道、消化道、尿道排出血液。完全看不到任何流血时，可能是情况危急的颅内血肿、肝脾破裂等。

皮下出血

一般见于外界暴力作用于身体，体表见不到血液，但可看到皮肤"青紫"，或可见到皮肤显著隆起，称为"血肿"。

指压动脉止血法

指压动脉止血法是动脉出血的紧急止血法，其原理是用手指压住近心端血管上部，并用力压在骨骼上，从而使血管闭塞、血流中断，达到止血的目的，适用于头、面、颈、四肢动脉出血。

1.面部出血

抢救者用一只手固定患者头部，另一只手的拇指压在下颌角前上方约1.5厘米处（咀嚼肌下缘与下颌骨交接处）的面动脉搏动点上，向下颌骨方向垂直压迫，其余四指托住下颌部。

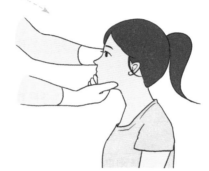

2.头顶部出血

抢救者用一只手的大拇指垂直压迫患者耳屏（俗称"小耳朵"处）上方1~2厘米处的颞浅动脉搏动点。

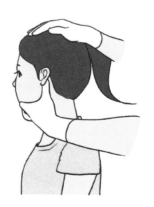

3.枕后出血

抢救者用一只手的大拇指压迫患者耳后乳突下稍外侧的枕动脉搏动点。

4.肩部、腋窝或上肢出血

抢救者用一只手的大拇指在患者锁骨上窝处向下垂直压迫锁骨下动脉搏动点，其余四指固定住患者肩部。

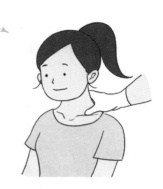

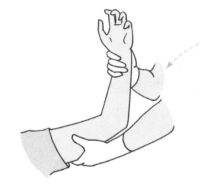

5.前臂大出血

抢救者一只手固定住患者手腕，另一只手向患者肱骨方向垂直压迫腋下肱二头肌内侧肱动脉搏动点。

6.手部大出血

抢救者双手拇指分别垂直压迫患者腕横纹上方两侧的尺桡动脉搏动点。

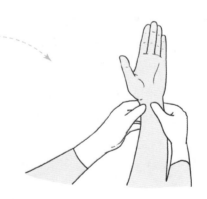

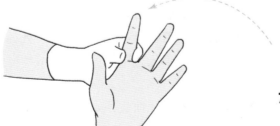

7.手指出血

抢救者用一手的拇指、示指压迫患者指根两侧的指动脉搏动点。

8.下肢大出血

抢救者用双手拇指或掌根重叠放在患者腹股沟韧带中点稍下方，即大腿根部股动脉搏动处，用力垂直向下压迫。

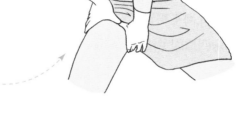

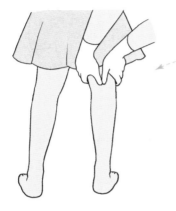

9.小腿出血

抢救者用拇指在患者腘窝横纹中点动脉搏动处垂直向下压迫。

10.足部出血

抢救者用一只手的大拇指垂直压迫患者足背中间近足踝处（足背动脉），同时另一只手的大拇指垂直压迫患者足跟内侧与脚踝之间的位置（胫后动脉）。

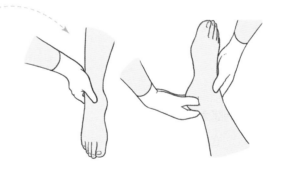

① 注意事项

1.指压动脉止血法是一种临时的急救方法，因为动脉出血往往情况异常紧急，但该方法不宜长时间使用。因为动脉被压闭后会导致供血中断，有可能导致肢体损伤甚至坏死。

2.压迫的力度以能止血为度，某些力气大的抢救者不要太过用力，以免造成神经损伤。

3.控制住出血后，要立即根据具体情况换用其他的有效止血法，如加压包扎止血法、止血带止血法等。

填塞止血法

填塞止血法多用于伤口较深或伴有动脉、静脉严重出血者，或用于不能采取指压止血法、止血带止血法的出血部位，是指用无菌或洁净的布类、棉垫、纱布等，紧紧堵塞住伤口的方法。

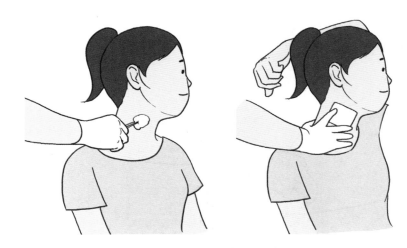

ⓘ 注意事项

1.填塞止血法多用于腹股沟、腋窝、鼻腔、宫腔出血，以及非贯通伤、贯通伤等。

2.使用填塞止血法止血后，还要用绷带或者三角巾等进行加压包扎，松紧度以刚好达到止血的目的为宜。（**具体操作方法参见"加压包扎止血法""止血带止血法"**）

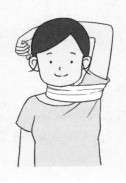

加压包扎止血法

加压包扎止血法适用于静脉出血、毛细血管出血，动脉出血紧急止血后也可使用该方法，其具体做法是在伤口覆盖无菌敷料后，再将厚纱布、棉垫置于无菌敷料上面，然后再用绷带、三角巾等适当增加压力包扎，直到停止出血。

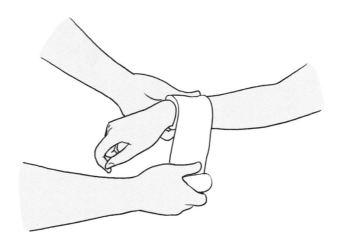

⊙ 注意事项

包扎完毕数分钟之后，要及时检查肢体情况，如果伤口附近出现青紫、肿胀，说明包扎过紧，应重新调整松紧度，以免造成肢体坏死、神经损伤等不良后果。

止血带止血法

止血带止血法适用于四肢大动脉出血，指将止血带结扎在靠近伤口近心端的完好位置，从而阻止出血的方法，常用的有绞紧止血法、橡皮管止血法等。该法的注意事项较多，具体如下。

1.结扎止血带的部位在伤口的近心端，上肢结扎在上臂的上1/3段，下肢结扎在大腿中段至大腿根部之间的部位。

2.止血带松紧要适度，以远程动脉搏动消失、停止出血为度。过紧可造成局部组织损伤；过松则仅使静脉受阻，而动脉血流未被阻断，有效循环血量减少，有可能导致休克甚至危及生命。

3.结扎后，需要每隔40～50分钟松绑一次，以恢复远程肢体的供血（此时若继续出血，可使用指压动脉止血法）。松解时间为5～10分钟（根据出血情况而定），此后在比原结扎位置稍低的位置重新结扎止血带。结扎止血带的总时间不宜超过2～3小时。

4.止血带的材质为布或橡皮管，禁止把无弹性的绳子、铁丝、电线等当作止血带使用。

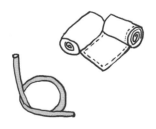

5.解除止血带，要在补充血容量与采取其他有效的止血方法之后进行。如组织易发生明显、广泛的坏死，在截肢前不宜松开止血带。

外伤急救第二步：包扎

　　包扎可以固定住止血敷料，保护开放伤口，防止感染。常用的包扎材料有绷带、三角巾和其他易于寻找的材料，如洁净的床单、窗帘、毛巾、围巾、衣服等布类。伤口包扎应注意以下事项：

1. 包扎材料尽量洁净、无菌，避免伤口感染。

2. 应先对伤口进行妥善处理，再进行包扎。

3. 包扎松紧适度，以固定住敷料且不影响血液循环为度。

4. 包扎四肢由内至外、由上至下，露出肢体末端，以便观察血液循环状态。

5. 绷带起始端及末端重复两圈固定，收尾于肢体外侧。

6. 包扎动作要迅速、敏捷、谨慎，不要碰撞、污染伤口。

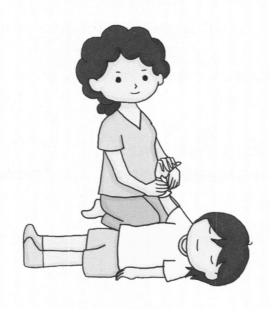

绷带包扎法

1. 螺旋包扎法

此法主要用于包扎四肢。加压止血后，从放置敷料的下方开始，先环形包扎两圈，然后自下而上、由内向外缠绕，每一圈盖住前一圈 2/3，直至敷料被完全盖住，最后再环形缠绕两圈即可。

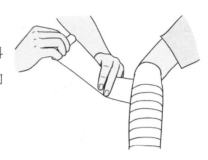

2. "8" 字形包扎法

此法主要用于包扎手部、足部、踝、肩、髋关节等部位。以手部、足部为例，先将绷带做环形的固定，然后一圈向上、一圈向下包扎，每一圈在正面和前一圈相交，并压盖前一圈的 1/2 或 2/3，最后再做环形固定即可。手指、脚趾若无创伤应露在外面，以便观察有无发紫、水肿等末梢血液循环不良的情况。

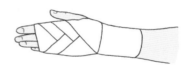

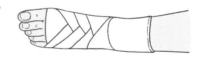

3. "人" 字形包扎法

此法主要用于包扎肘部、膝关节部位。加压止血后，将肘部、膝关节弯曲至 90°，绷带放在肘部、膝关节中央，环形缠绕一圈以固定敷料，再由内向外做 "人" 字缠绕，每一圈遮盖前一圈的 2/3，缠完 3 个 "人" 字后，环绕一圈固定即可。

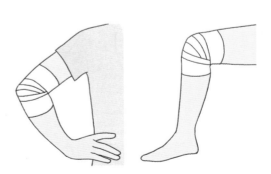

4. 回折包扎法

此法主要用于头部及肢体残端的包扎。以伤口在头顶部为例，先围绕额头环形包扎两圈，然后在额头前端中央按住绷带，将绷带拉向后方，再从后面按住绷带，将绷带拉向前方，如此左右来回反折，直至将敷料完全覆盖，最后再进行两圈环形包扎，以压住所有反折处。

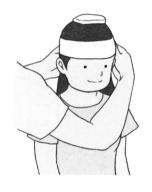
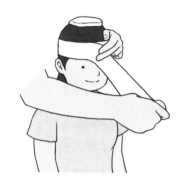

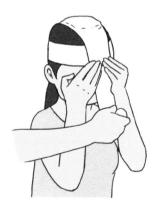
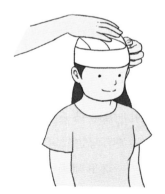

三角巾包扎法

三角巾是一种便捷好用的包扎材料，适合全身各部位包扎（可在药店购买到），呈一顶角为 90° 的等腰三角形，其底边长 136 厘米，两侧边长 96 厘米，顶角和一侧底角各有一根用于包扎的带子（顶角带、底角带），顶角带长 45 厘米。三角巾可以根据不同需要折叠成不同宽度的条带状，或者折叠成燕尾巾。

在紧急情况下可将一块边长为 1 米左右的正方形纯棉布料沿对角线剪开，即成为两块三角巾，还可以用围巾等长条状物品临时代替。

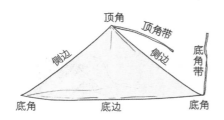
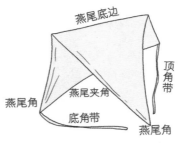

头部包扎法

1. 摘掉患者的眼镜、头饰，止血后在伤口上放置敷料。将三角巾底边朝前，折叠起两横指宽，放在患者前额齐眉处。

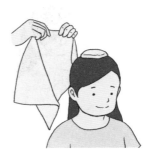

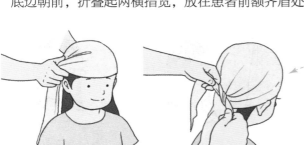

2. 将三角巾的两侧底角经耳后上方往后收，在枕部交叉。

3.交叉后绕到前额，在眉毛上方打结，然后拉紧顶角，将其折叠并塞入两底角交叉处。

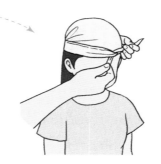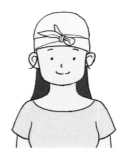

眼部包扎法

一、单眼包扎

(操作方法)

1.将三角巾折叠成 3 ~ 4 指宽的条带状，以45°角斜放在患者眼部。

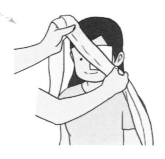

2.条带的一侧从伤眼一侧的耳下方绕到头后部，经另一侧的耳上方绕至前额，并压住三角巾的另一端。

3.将三角巾的另一侧在眉毛上方向外反折，向后绕一圈至受伤的眼部一侧的耳朵处打结即可。

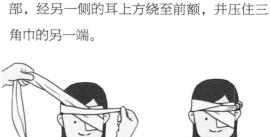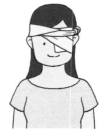

二、双眼包扎

操作方法

1. 抢救者站在患者身后，将三角巾折叠成3~4指宽的条带状，条带中点放在枕部下方。

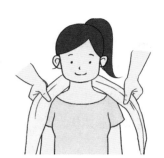

2. 将条带两端分别从两侧耳下绕至两眼部交叉，包住双眼。

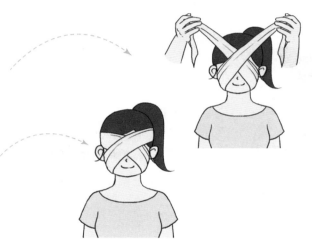

3. 两端分别经两耳上方拉向枕部打结。

颈部包扎法

1. 先用敷料覆盖伤口，再用一圈绷带压迫伤口。

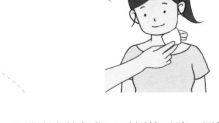

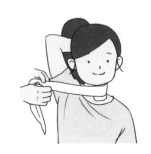

2. 让患者抬起伤口对侧的手臂，用折叠成条带状的三角巾覆盖住伤口上的纱布，绕到举起的手臂下方打结。

肩部包扎法

1. 抢救者站在患者的一侧，将三角巾从中间对折成燕尾状。

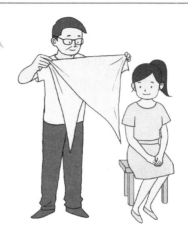

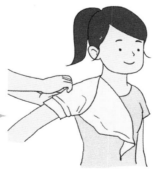

2. 将燕尾巾的中间对准患者颈部后面的正中，使两燕尾分别覆盖在两肩上。

3. 两侧燕尾角从前向后包裹住两侧肩部，从腋下拉至后方与底角相遇打结。

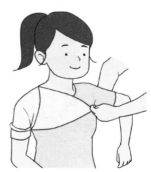

胸背包扎法

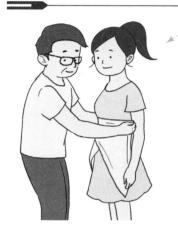

1.抢救者面对患者，将三角巾折叠成燕尾状，放在患者胸前下方，燕尾夹角正对体前正中线。

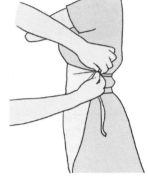

2.将燕尾底角与顶角带在身侧相连打结，固定住燕尾巾。

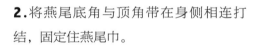

3.把两燕尾角向上翻起，分别覆盖两侧肩部至背部。

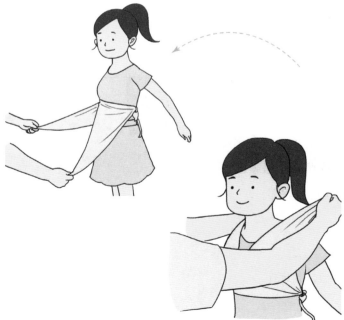

4. 抢救者到患者背后，将两侧燕尾底角拉紧，带有底角带的一侧从横带下方穿过，再将底角带上提与另一侧燕尾角打结。

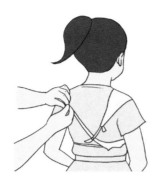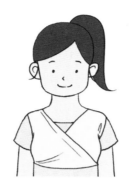

腹部包扎法

1. 将三角巾折叠成燕尾状，使两燕尾角一大一小。

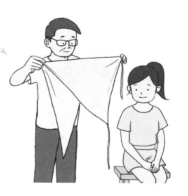

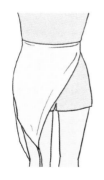

2. 三角巾夹角对准伤侧裤缝，大片燕尾遮盖腹部，小片燕尾遮盖臀部。

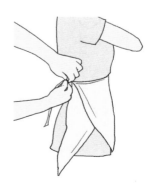

3. 燕尾底角与顶角带在身侧相连打结，固定住燕尾巾。

4.拉住两侧燕尾，在大腿之间相遇打结。

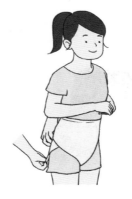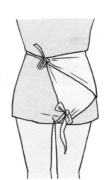

臀部包扎法

1.抢救者站在患者背后，将三角巾底边向
上，顶角向下，覆盖臀部，底边齐腰。

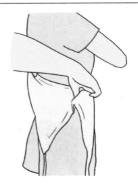

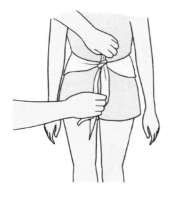

2.将两侧底角绕到腹部打结。

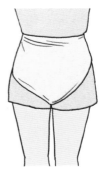

3.将顶角带从两腿间拉向正前上方，与
两底角打结处相遇，打结。

腋下包扎法

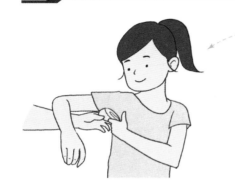

1.用敷料覆盖伤口后，在敷料上放置一个较厚的衬垫，如一卷绷带或折叠的布块。

2.将三角巾折叠成适当宽度的条带状，将条带中点放在腋下衬垫处。

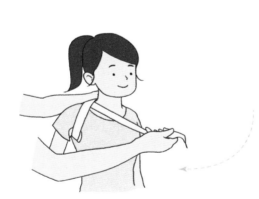

3.拉起条带的两端，在同侧肩上交叉后，绕到对侧腋下打结。

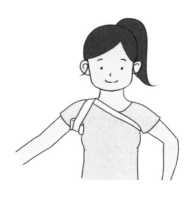

小腿及足部包扎法

1. 三角巾撑开平铺，将足放在靠近底边处，脚趾朝向一侧底角。

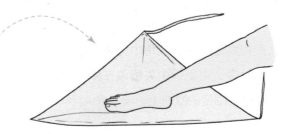

2. 提起另一侧底角与顶角包绕小腿，使顶角带与底角相遇打结。

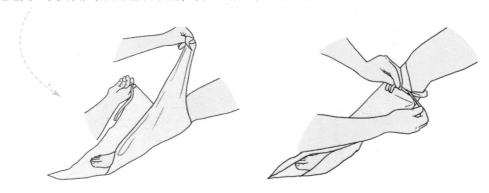

3. 将与脚趾相对的底角打一个结，再拉向踝关节，并围绕踝关节打结。

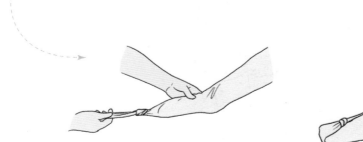

膝（肘）关节包扎法

1.根据具体情况将三角巾折叠成适当宽度的条带，将条带中央覆盖在膝（肘）关节受伤部位的敷料上。

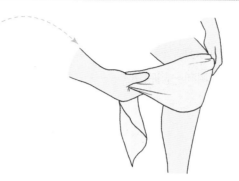

2.将条带在腘（肘）窝处交叉，再一上一下分别压住条带上下两边，缠绕一整圈后在后面相遇打结。

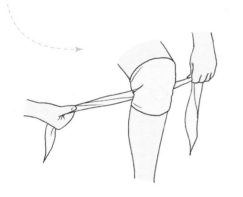 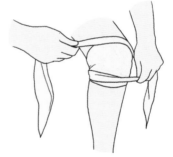

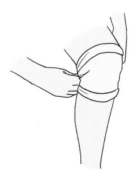

手（足）部包扎法

1.将手掌（足底）平放在三角巾中央，手指（脚趾）朝向顶角。

2.拉起顶角折回覆盖在手（足）背部。

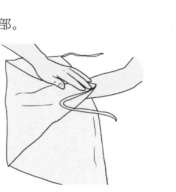

3.两底角分别包绕至手（足）背部交叉，再围绕腕（踝）部一周，在手（足）背部打结。

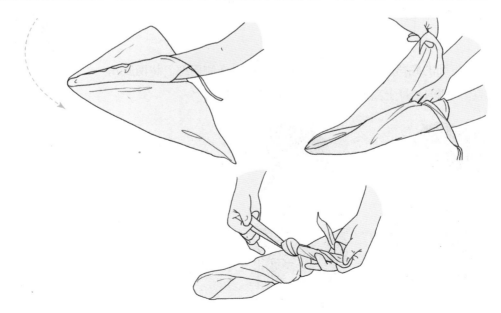

三角巾制作悬臂带

大悬臂带

适用人群：前臂或肘关节损患者

1.将三角巾展开，一个底角放于健康一侧的
肩部，顶角朝向伤侧肘部。

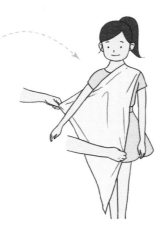

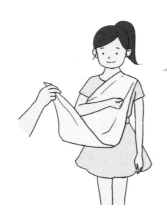

2.弯曲伤侧肘关节，角度略小于90°（即手的位置
略高于肘部），使前臂放在三角巾中部。

3.拉起下面的底角向上反折，覆盖前臂，通过伤侧肩部。将两底角
在健康一侧的锁骨上窝处打结，使前臂悬吊于胸前。

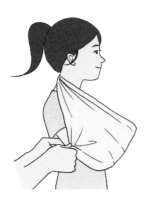

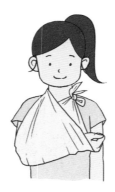

4.将三角巾顶角旋转后，塞入
悬臂带内。

小悬臂带

👥 **适用人群：上臂或肩关节损患者**

1. 先将三角巾折叠成适当宽度的条带，再将条带的中点放在伤侧前臂的下1/3处。

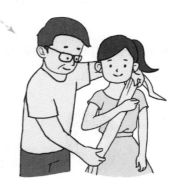

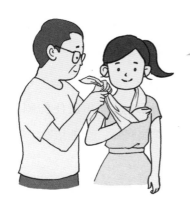

2. 条带的两端底角在颈后部相遇打结，使肘关节屈曲吊于胸前，角度略小于90°（即手的位置略高于肘部）。

3. 另取一条适当宽度的条带，在吊起的前臂上方环绕胸腔一周，在背部打结，作为固定之用，以防止肩关节活动，加重损伤。

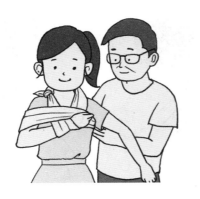

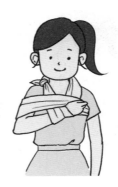

三角悬臂带

适用人群：锁骨、肘关节、前臂、手部损患者

1. 嘱咐患者五指并拢，屈曲伤侧手臂，中指放在对侧锁骨上窝。

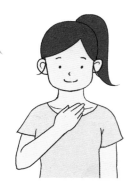

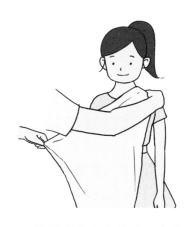

2. 抢救者面向患者，两手分别持三角巾的顶角与一侧底角，顶角盖住伤侧肘部；底角拉向对侧肩部，盖住手部。

3. 抢救者将患者前臂下方的三角巾折入前臂后面，再转到患者肘部，将三角巾的顶角连同底边一起旋转数周，再从后背拉至对侧肩部，与另一底角相遇，打结。

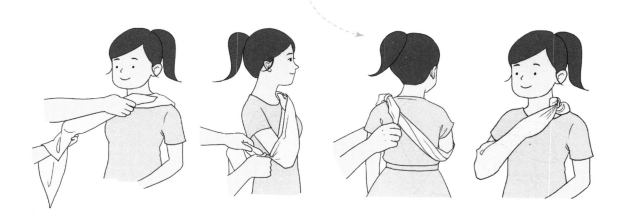

不使用三角巾的简易悬吊

1.利用外套扣子

解开患者外套心口下方的一粒扣子，将伤侧的手穿过解开的衣缝放进衣服里，将手腕搭在衣缝下面的扣子上。

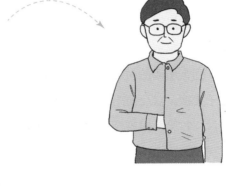

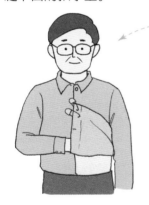

2.利用外套衣角

从下往上解开患者外套，直至将健康手臂一侧的衣角向上折起，能托起伤侧手臂。用大的安全别针将衣角固定在外套的胸前位置，可多用几个别针固定衣服的边角，使托起的手臂更稳固。

3.利用袖子

若患者身着长袖衬衫，可直接将伤侧手臂斜放在胸前，将袖口用安全别针别在衬衫的胸部或者对侧肩部，保持手臂抬高。

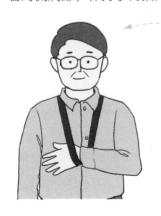

4.利用皮带、领带、背带

用皮带、领带、背带当作"悬带"，将"悬带"系成一个合适大小的圈，套在患者脖子上，然后将伤侧手腕放在里面，高度以手部位置略高于肘部为宜。

外伤急救第三步：固定

固定是对骨折和受伤的肢体进行临时固定，能保护伤口、减轻患者的疼痛，防止感染，便于搬运患者，同时避免移位和骨折断端对血管、神经、肌肉及皮肤等组织的损伤。

固定所用的材料主要是夹板，如铝芯塑形夹板（SAM 夹板）、充气夹板、真空夹板、躯干夹板，以及颈托、头部固定器等。也可就地取材，如报纸、杂志、木板、硬纸板、木棍、竹片、竹竿、撑衣杆、雨伞、手杖等均可利用。

ⓘ 注意事项

1. 开放性骨折（有伤口）应先止血、再包扎、最后固定，顺序不可颠倒；闭合性骨折直接固定即可。

2. 夹板等固定材料不要直接与皮肤接触，应先用棉垫、毛巾、衣物等柔软物垫好，骨突部位与悬空部位更要垫好。

3. 夹板的长度应包括骨折部位两端的关节，大腿部固定应超过3个关节，必须能够扶托整个伤肢。

4. 下肢或脊柱骨折，应就地固定，尽量不要移动患者，以防加重损伤。

5. 在固定上肢的肱骨、尺骨、桡骨时，应使肘关节屈曲，角度略小于90°，呈80°~85°（即，手要高于手肘），再用悬臂带将前臂吊于胸前；下肢的股骨、胫骨、腓骨固定时，应使膝关节伸直。

6. 四肢骨折固定时，应先固定近端（离心脏较近的一端），后固定远端（离心脏较远的一端）。

7. 四肢骨折固定时，尽量露出肢体末端，以观察血液循环情况，如出现青紫、苍白、发冷、麻木等表现，应立即松解，重新调整夹板的位置或松紧，以免造成肢体坏死或神经损伤。

8. 不要随意移动疑似颈椎、脊柱和骨盆骨折的患者，这些位置需要用颈托、脊柱板等专用固定器材进行固定。

下颌骨骨折固定

1.将三角巾折叠成一掌宽的条带状，将条带的1/3与2/3交界处置于颏部，向上兜住两侧下颌。

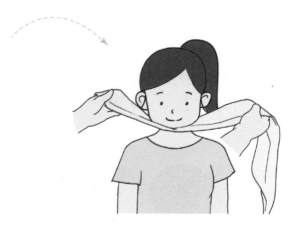

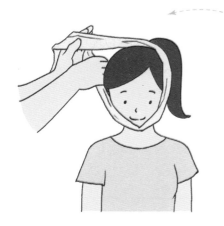

2.三角巾的两端盖住双耳，通过头顶正中部位，并在一侧耳朵的上方旋转、交叉。

3.交叉后的三角巾一端从两眉上通过，另一端从头后部绕过，两底角在对侧耳上方相遇，打结。

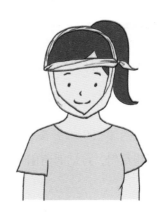

锁骨骨折固定

"8"字固定法

1.在患者的腋下放好衬垫，再将三角巾折叠成四横指宽的条带，以横"8"字形缠绕两肩。

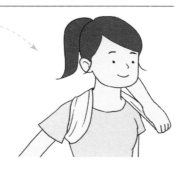

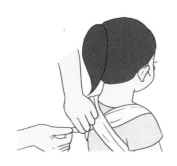 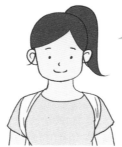

2.缠绕的力度以能使患者两肩向后、胸部前挺为宜，最后在背部交叉打结。

双肩固定法

1.将两块三角巾折叠成条带状，分别固定住两侧双肩，打结时留出一段条带尾端。

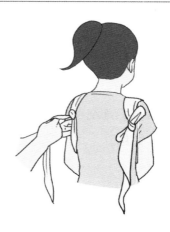

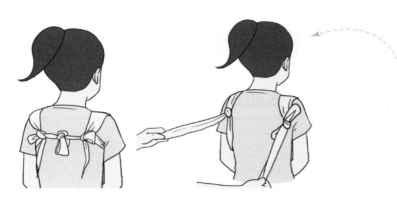

2. 将两侧条带尾端连接、打结，使患者两肩向后，胸部前挺。

肋骨骨折固定

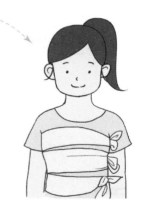

1.肋骨骨折多发于第4～7根肋骨，固定时一般需要3条三角巾，均折叠成4～5横指宽的条带，分别围绕胸部紧紧包扎。注意要于患者呼气末时在健康一侧的腋下打结，使三条条带松紧度相同。

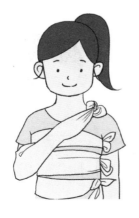

2.用三角悬臂带悬吊伤侧前臂。（三角悬臂带操作方法参见本书P092）

上臂（肱骨）骨折固定

两块夹板固定法

1. 将两块夹板分别放在上臂内、外两侧，注意在下面垫一层软布。

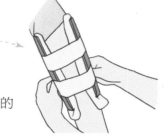

2. 用绷带或三角巾固定夹板的近、远两端。

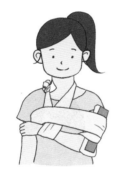

3. 用小悬臂带将前臂悬吊于胸前，使肘关节屈曲，并限制肩关节活动。（小悬臂带操作方法参见本书P091）

一块夹板固定法

1. 如果现场只能找到一块夹板，则应放在上臂外侧，利用躯干充当内侧夹板。

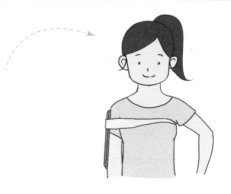

2. 分别用两条绷带或三角巾固定住夹板
近、远端，在对侧腋下打结。

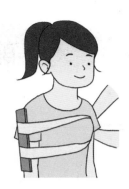

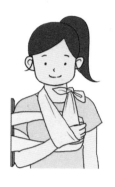

3. 用小悬臂带将前臂悬吊于胸前，使肘关节屈曲，
并加用制动带。

无夹板固定法

1. 无夹板时，可用两条三角巾分别折叠成两条四
横指宽的条带，用条带分别固定骨折部位上下两
端，在对侧腋下打结。再用小悬臂带悬吊前臂。

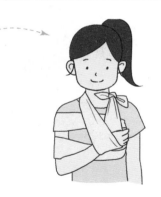

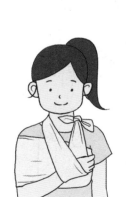

2. 也可以将一块三角巾折叠成 20～30 厘米的宽条
带，其中央正对骨折部位，在对侧腋下打结，将
上臂完全固定在躯干上，再用小悬臂带将前臂悬
吊于胸前。

前臂（尺桡骨）骨折固定

夹板固定法

1. 将两块长度从肘至手心的夹板分别放在前臂的外侧（手背侧）与内侧（手掌侧），并在手心垫好棉花等软物，让患者握好夹板，腕关节稍微向掌心方向屈曲。如果只有一块夹板，则放在前臂外侧。

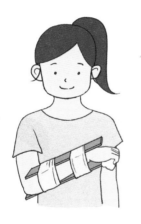

2. 用两条绷带或三角巾分别固定夹板的两端。

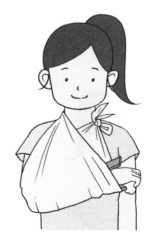

3. 用大悬臂带将前臂悬吊于胸前使肘关节屈曲。（大悬臂带操作方法参见本书P090）

毛巾被、毯子固定法

将毛巾被或毯子折叠成适当的大小、厚度，包绕住伤肢。厚度要能使伤肢不易移动。用绷带或布条固定包好的毛巾被、毯子。最后用大悬臂带悬吊前臂。

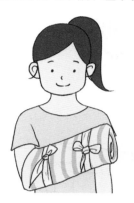 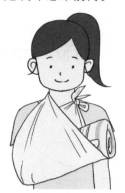

报纸、杂志固定法

将报纸、杂志的中央放在伤肢下方，包绕伤肢卷成筒状。用绷带或布条固定住卷好的报纸、杂志。最后用大悬臂带悬吊前臂。

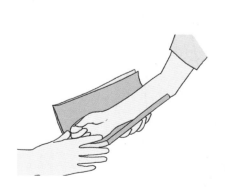 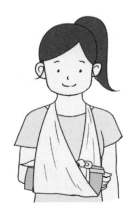

手指骨折固定

夹板固定法

取两片宽度和骨折手指差不多，长度比骨折手指略长的夹板，将其分别放在手指的内外两侧，再用胶布或绷带在手指关节的位置固定住夹板。

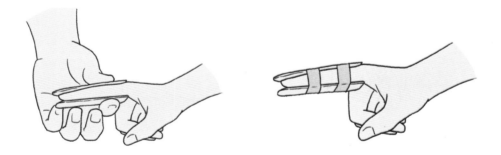

双指固定法

如果没有合适的夹板，可以将伤指与临近的一根手指并在一起，然后用胶布将两根手指缠在一起，用健康的手指充当夹板。

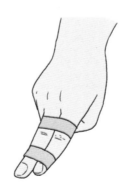

骨盆骨折固定

"8"字固定法

1.骨盆骨折可导致休克甚至迅速死亡，还可造成神经损伤。固定时应尽可能小幅度移动患者，使其仰卧，双腿并拢弯曲，抬起膝部。

2.用一个展开的三角巾固定臀部，在腹部打结。

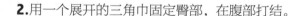
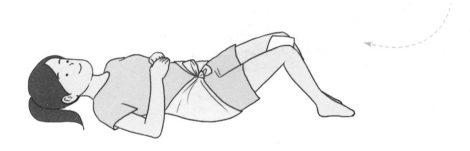

3.在两膝关节之间加衬垫，接着用一条折叠成条带状的三角巾将两侧膝关节固定在一起。

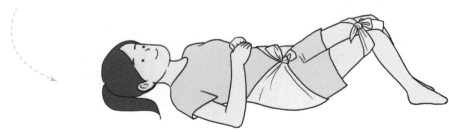

大腿（股骨）骨折固定

夹板固定法

1. 包扎受伤部位后，将长夹板（长度从脚底至腋下）放置于腿外侧，短夹板放置于腿内侧（也可以只用一块长夹板，不用短夹板），在关节和骨突处加上衬垫。

2. 用七根绷带或三角巾依次固定骨折处两端、膝关节、小腿中段、踝关节、腹部、胸部。

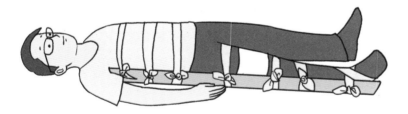

无夹板固定法

1. 在两膝与两踝之间加衬垫，或者将一个卷好的薄毯竖向夹于两腿之间（包含膝和踝的位置）。

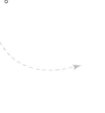

骨折部位

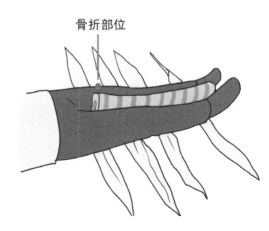

2. 取一条三角巾，折叠成宽条带，用"8"字形固定两侧踝关节与足部。

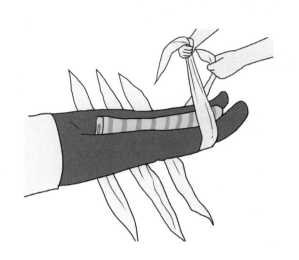

3. 用三条折叠成条带状的三角巾依次固定两侧膝关节下方、靠近骨折部位的近（上）端与远（下）端，在健侧腿打结。

骨折部位

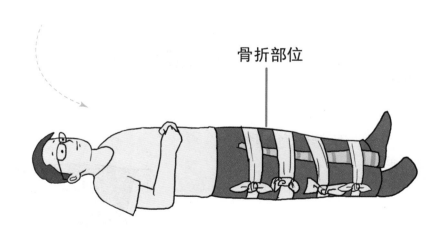

小腿（胫骨、腓骨）骨折固定

夹板固定法

1.将受伤部位包扎后，将夹板放置在伤肢外侧，如果有两块夹板，则内外各放置一块，并在关节和骨突处加上衬垫。

2.用五根绷带或三角巾依次固定骨折处两端、膝关节、踝关节、大腿。

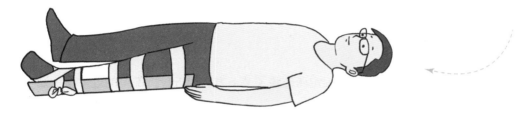

无夹板固定法

1.在两膝与两踝之间加衬垫，或者将一个卷好的薄毯竖向夹于两腿之间。

骨折部位

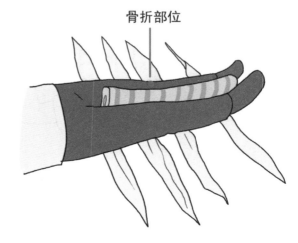

2.取一条三角巾，折叠成宽条带，用
"8"字形固定两侧踝关节与足部。

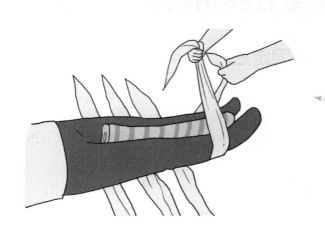

3.用三条折叠成条带状的三角巾依次固定大腿中部、骨折部位的近（上）端与远（下）
端，均在健侧腿打结。

骨折部位

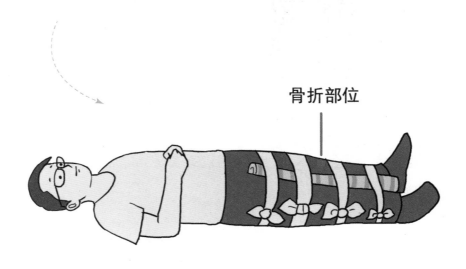

肘（膝）关节骨折固定

夹板固定法

1.以肘关节为例，切勿强行屈伸关节，以免加重损伤，取患者感觉相对舒适的关节角度，将一块夹板两端分别放在上臂与前臂。

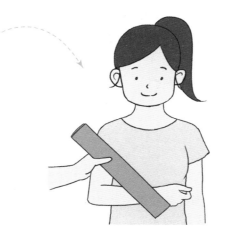

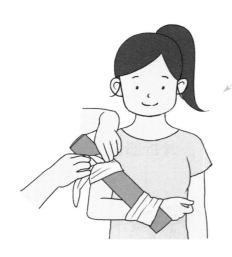

2.用绷带或三角巾固定住夹板与上肢相交的两点。

外伤急救第四步：搬运

患者经过现场止血、包扎、固定等急救后，还需安全、迅速、合理地送往医院进行后续救治。如果搬运方法不当，很有可能前功尽弃，造成进一步的伤残，甚至危及生命。因此，掌握正确的搬运技术是外伤急救的重要部分。

单人搬运

1. 扶行法

抢救者站在患者身体一侧，将其靠近自己一侧的上肢绕过自己的颈部，用手握住患者的手；另一只手绕到患者背后，扶住其腰部或腋下，搀扶其行走。此法仅适用于伤势不重、下肢无骨折、意识清醒能步行的患者。

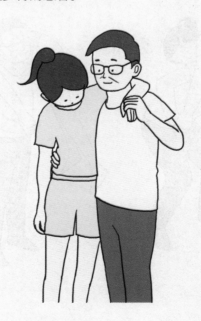

2. 背负法

抢救者背向患者蹲下，让患者的双手跨到自己胸前交叉放置，抢救者抓住患者的大腿慢慢站起来。此方法适用于老幼、体轻、神志清醒的患者，不适用于有脊椎、四肢骨折的患者。

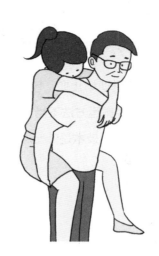

3. 肩扛法

抢救者面对站立的患者，一手固定患者的同侧手，另一侧上肢插入患者两腿之间，然后把患者扛起来，使其伏在抢救者肩上，注意用手固定好患者的下肢。此法适用于可以勉强站立，但不能行走、体重较轻的患者。

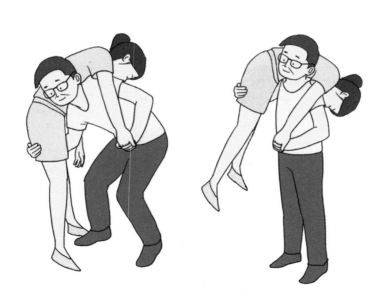

4. 抱持法

抢救者将一侧手臂放在患者背后，用手扶住患者腋下，使患者的一只手臂搭在自己肩上；另一侧手臂放在患者大腿下面，然后将患者抱起。此法严禁用于脊柱损伤、下肢骨折的患者。

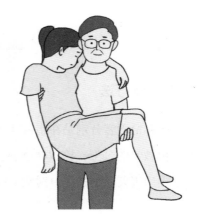

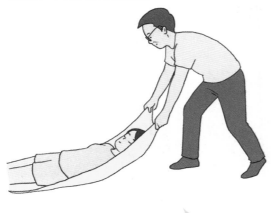

5. 拖行法

抢救者双手分别放在患者双侧腋下或两踝，将患者拖走；也可将患者的衣服纽扣解开，把衣服拉至头上，然后拉住衣领将患者拖走，以保护患者的头部。还可以将患者放置于被褥、毯子上，抢救者拉着被褥、毯子的两角将患者拖走。此法适用于体重较大的患者，或力气较小的抢救者。

6. 爬行法

将患者摆成仰卧位，再用绷带或布条将其双手固定在一起。抢救者骑跨在患者身体两侧，将患者固定好的两手套在抢救者颈部，然后抢救者双手支撑地面爬行。此法适用于需要低姿安全脱离现场的患者，如急性一氧化碳中毒的患者。

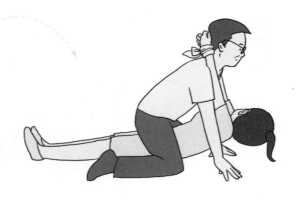

双人搬运

1. 双人扶行法

两名抢救者分别站在患者两侧，将患者的两臂绕过两名抢救者的颈部，抢救者分别握住患者的手；另一只手绕到患者背后，扶住其对侧的腰部或腋下，搀扶其行走。

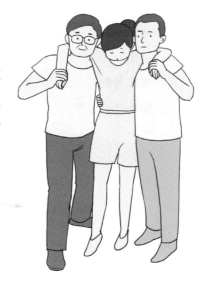

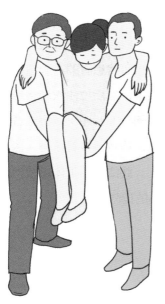

2. 双手坐

两名抢救者面对面站在患者两侧，分别将一侧的手伸到患者背后，并抓紧患者的腰带，让患者的两臂绕过两名抢救者的颈部；两名抢救者将各自的另一手伸到患者的大腿下面，并握住对方的手腕。两名抢救者同时站起，先迈外侧腿，保持步调一致。此法适用于意识清楚的体弱者。

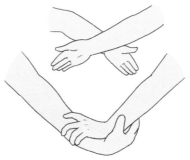

3. 四手坐

两名抢救者各自用右手握住自己的左手腕，再用左手握住对方的右手腕。让患者坐在抢救者相互紧握的手上，同时两臂分别绕过两名抢救者的颈部或扶住肩部。两名抢救者同时起立，先迈外侧腿，保持步调一致。此法适用于意识清楚的体弱者。

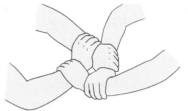

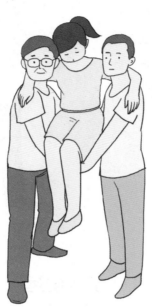

4. 前后扶持法

两名抢救者一人在患者背后，两臂从患者腋下通过，环抱其胸部，将患者的两臂交叉在胸前；另一人背对患者，站在患者两腿之间，抬起患者的两腿。两名抢救者一前一后、步调一致地行走。此法适用于意识不清者，严禁用于有脊柱和四肢骨折的患者。

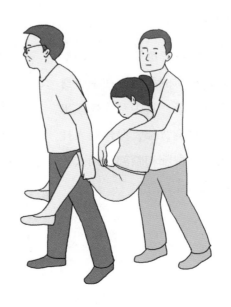

5. 双人抬椅

让患者坐在一个轻而结实的椅子上，两名抢救者一前一后站立在患者前后，分别抬起椅背下方和椅前腿上方，一前一后、步调一致地行走。此法适用于昏迷、无法配合的患者。

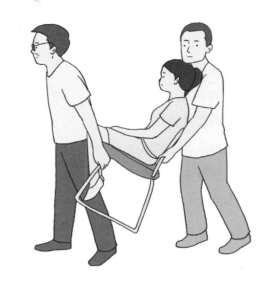

多人搬运

1. 四人水平抬

四名抢救者每侧两人，面对面站立，相对的人将手在患者身下互握并扣紧，其中两人托住患者的颈部和胸背部，另外两人托住患者的腰臀部和膝部，四人一起将患者抬起。

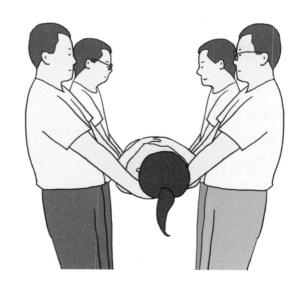

2. 平抬上担架

此法适用于将疑似脊椎（除颈椎外）损伤的患者搬抬到担架上。一人托住患者的头部，一人托住胸背部，一人托住腰臀部，一人托住并拢的下肢，四人一起合力抬起，并放置在担架上。

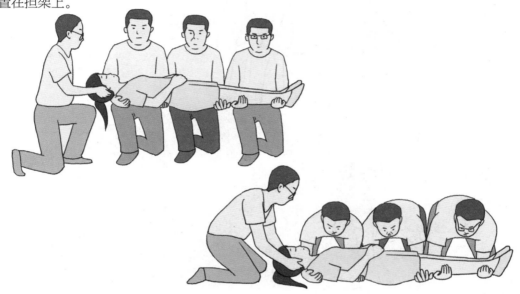

ⓘ 注意事项

1. 搬运患者之前要进行迅速地检查，重点检查患者的头部、颈椎、脊柱、胸部有无外伤。

2. 搬运体重过重者和昏迷者时，要防止搬运途中发生坠落、摔伤等意外。

3. 搬运时一定要保持患者呼吸道畅通，避免使患者的颈部过度弯曲，尤其是意识不清的患者。

4. 在搬运过程中要随时观察患者的病情变化，一旦在途中发生紧急情况，如窒息、呼吸停止、抽搐等，应立即停止搬运，并进行急救处理。

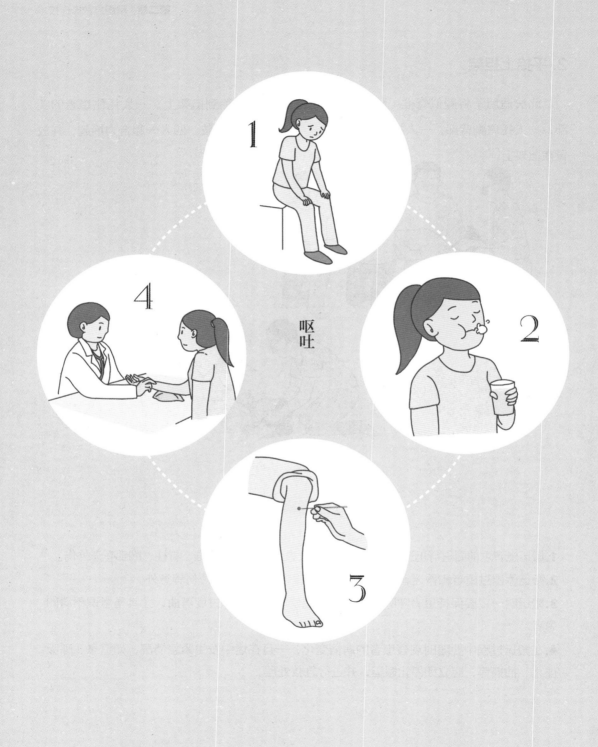

呕吐

第三章

学习 急救 守护 家人

常见急症的家庭急救

生活上可能会遇到各种突发的急症，如头痛、鼻出血、呕吐、急性腹泻等，积累相关的急救知识与急救技术，能帮助你在紧急情况下做出准确判断，恰当处理，从而挽救亲人或朋友的生命，并降低伤害程度。

头痛

头痛指额、顶、颞及枕部的疼痛，可见于多种疾病，大多无特异性。但反复发作或持续的头痛，可能是某些器质性疾病的信号，应认真检查，明确诊断，及时治疗。

病情判断

1. 急性头痛伴发热者，常见于急性感染，所导致的头痛多位于全头部，呈弥漫性。

2. 有高血压病史、突然发病，导致头痛、呕吐、肢体偏瘫时，可能为脑出血。

3. 剧烈头痛伴呕吐、怕光，服用麦角胺后头痛缓解，应考虑偏头痛。

4. 如半侧面部发红或面色苍白，结膜充血、流泪、畏光，且头痛多在夜间发作，多为丛集性头痛，即原发性的三叉自主神经性头痛。

急救办法

1. 让患者躺在安静的房间休息，保持室内空气流通。

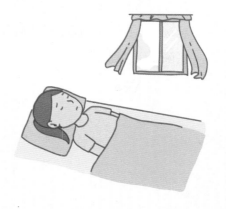

2.无论头痛的部位在何处，均可用冷毛巾（或冰袋）或热毛巾（或热水袋）敷前额，以起到止痛作用。

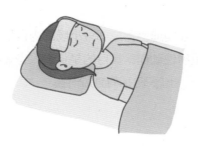

3.头痛难忍时，可用双手手指按压两侧太阳穴、合谷穴等穴位。

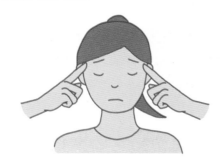

4.服用止痛药，但注意，过量服用会掩盖病情。如患者出现意识障碍、呕吐、肢体麻木等症状，应及时送医院救治。

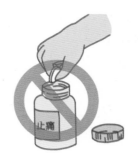

ⓘ **注意事项**

1. 患者应卧床休息，加盖衣被，限制活动，并按医生指示服药。服药后可喝一杯热牛奶或一小碗热稀粥，忌吃油炸食物。

2. 保持室内空气新鲜，无刺激性异味，温度、湿度适宜，但需防止患者吹风着凉。

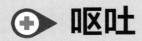 **呕吐**

呕吐是通过胃的强烈收缩迫使胃或部分小肠的内容物经食管、口腔而排出体外的现象。呕吐是身体的一种反射性动作，其目的是将进入身体的或体内产生的有害物质排出体外。呕吐之前常有恶心、上腹不适等症状产生。

病情判断

1. 青壮年呕吐多见于腹腔内脏炎症、肠梗阻等。

2. 青年妇女不明原因的呕吐应考虑妊娠的可能，老年人呕吐应考虑胃癌。

3. 吐量多且有宿食，应想到幽门梗阻。食后立即呕吐多为食管痉挛、梗阻或神经性呕吐。

4. 喷射样呕吐伴剧烈头痛，应考虑中枢神经系统疾病。

急救办法

1. 发生呕吐时，患者宜取半坐位或侧卧位，切不可仰卧，以免呕吐物被吸入气管，造成窒息或引起吸入性肺炎。

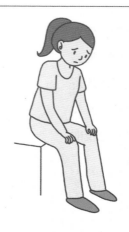

2. 让患者尽可能吐出来，吐得越干净越好，否则有毒物质易被身体吸收。呕吐后用温水漱口。

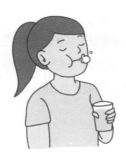

3. 针刺或按揉内关穴、中脘穴、足三里穴，可缓解恶心、呕吐；针刺或按压上脘穴、内关穴、公孙穴，可缓解神经性呕吐。

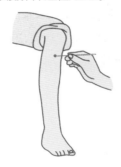

4. 对引起呕吐的相应疾病进行治疗，严重者应及时就医。

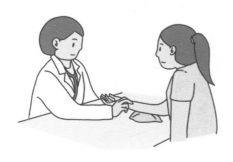

> ⓘ **注意事项**
>
> **1.** 呕吐时患者一般比较紧张，抢救者应予以安慰，缓解其情绪，协助患者吐出，并及时处理呕吐物。
>
> **2.** 呕吐时应注意体位，病情轻、体力尚可者，可取坐位。病情重、体力差及昏迷者，身体稍向前倾或侧位，防止呕吐物呛入气管，保持呼吸道畅通。

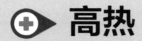 高热

在致热原作用下或各种原因引起体温调节中枢出现功能障碍，机体的体温会升高并超出正常范围，这种现象称为发热。临床上将体温升至 39.1～41℃ 的发热称为"高热"。高热在临床上属于危重症范畴，需要紧急处理。

病情判断

1.高热是一些疾病的前驱症状，病因包括急性感染性疾病和急性非感染性疾病两大类。前者最为多见，如细菌、病毒引起的呼吸道、消化道、尿路及皮肤感染等；后者主要由变态反应性疾病，如药物热、血清病、自主神经功能紊乱、代谢疾病所引起。

2.患者皮肤潮红而灼热，呼吸加速、变重，头痛，烦躁，口渴，可能有少量出汗。

急救办法

1.及时将患者转移至空调房，脱去过厚的衣物，卧床休息。

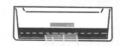

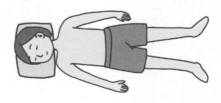

2.使用擦浴、冷敷法进行降温。可用30％～50％的酒精或温水擦拭四肢、颈等处，也可用冰袋或冷毛巾置于额、枕后、颈、腋、腹股沟等处。

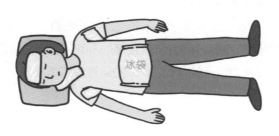

3.补充水分、营养，不要轻易使用退热剂和抗菌药物。

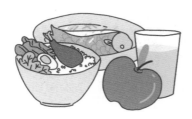

4.若病情严重，应尽快将患者送往医院，检查出具体病因并及时治疗。

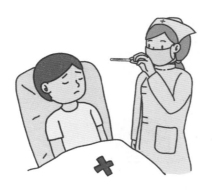

> ⓘ **注意事项**
>
> **1.** 发热时体内水分流失会加快，因此一定要注意补充水分，在可行范围内宜多饮用白开水、果汁及不含酒精或咖啡因的饮料。
>
> **2.** 尽量避免给患者穿过多的衣服或盖厚重的棉被，这样会使身体不易散热，加重高热的不适。

急性腹痛

急性腹痛是家庭急症最常见的情况之一，数据表明，15% ～ 40% 的人患过腹痛，其中较严重疾病引起的腹痛可以占所有腹痛的 50% 以上。而在医院的急诊患者中，也有大约 30% 是以腹痛为主诉的，约 25% 的急性腹痛需要紧急处理。

病情判断

1. 根据腹痛部位判断，可分为左上腹痛、右上腹痛、中上腹痛、脐周腹痛、中下腹痛、右下腹痛、左下腹痛、全腹痛，腹痛位置与相应部位的脏器病变有关。

2. 持续性腹痛见于炎症，如急性化脓性阑尾炎、急性化脓性胆囊炎等；持续性腹痛伴有阵发性加重，见于腹部炎症和空腔脏器穿孔等病变。

3. 起病时先有发热、呕吐，后出现腹痛者常为内科疾病；先有腹痛，后有发热，且腹痛持续6小时以上不见缓解者则多数可能为外科急腹症。

急救办法

1. 卧床休息，取俯卧位可使腹痛缓解，双手适当压迫腹部也可使腹痛缓解。

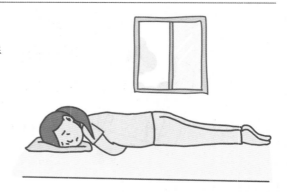

2.如果患者俯卧不适，可以平卧，蜷起双腿，屈膝、放松腹部，如腹部僵硬、压痛明显，则用手指压住疼痛部位，然后猛然抬手。

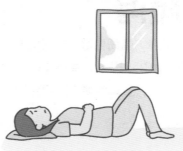

3.不要让患者进食任何食物，症状缓解后可进流食或半流食。

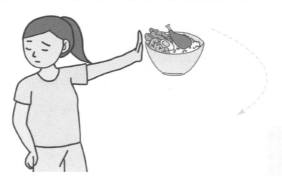

4.症状不缓解要立即去医院诊治，忌用止痛药，以免掩盖重要的症状，甚至加重病情。

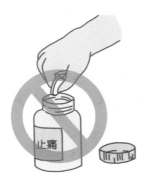

> ⊙ **注意事项**
>
> **1.**抢救者注意将患者的其他症状（如恶心、呕吐、血尿、便血、腹泻、发热等）详细记录下来，以便去医院就诊时供诊治医生参考。
>
> **2.**对慢性间歇性发作的腹痛，同样不能掉以轻心，应入院查清病因并及时治疗。

✚ 急性腹泻

　　腹泻是指排便次数增多，粪质稀薄，或带有黏液、脓血或未消化的食物。急性腹泻起病急骤，每天排便可达 10 次以上，粪便量多而稀薄，排便时常伴腹鸣、肠绞痛或里急后重。此症常由感染引起，致病菌多为沙门菌属、金黄色葡萄球菌或变形杆菌等。

病情判断

1.腹泻伴呕吐，进食后数小时出现，应考虑食物中毒。

2.腹泻伴里急后重，可能是痢疾、直肠炎等。

3.如伴有乳液、脓血便，可见于细菌性或阿米巴痢疾、溃疡性结肠炎。

4.如伴痉挛性中、下腹痛，排便后减轻或消失，常见于结肠性病变。

5.伴有持续性上腹痛并牵涉背部者，应考虑慢性胰腺炎。

急救办法

1.让患者卧床休息，暂时禁食，为腹部保暖。多饮淡盐水，防止脱水或电解质紊乱。

2.症状缓解后可进食清淡流质或半流质饮食。

3.急性食物中毒早期应催吐导泻，以便将有毒物质尽快排出体外。

4.凡遇严重吐泻，大便为脓血乳液状、米泔水样、洗肉水样，并伴有全身中毒症状及各种严重并发症的患者，应当机立断，马上送医院救治。

➕ 便血

血液从肛门排出，或粪便颜色呈鲜红、暗红或柏油样（黑便），均称为便血。便血多见于下消化道出血，特别是结肠与直肠病变的出血，但亦可见于上消化道出血。一般认为消化道出血量在 50 毫升以上即可出现黑便。

病情判断

1.鲜血便：多为急性出血，流出的血液外观类似外伤出血，颜色鲜红或紫红、暗红，时间稍久后可以凝固成血块。常见于痔疮、肠息肉、直肠脱垂、肛裂等疾病。

2.脓（黏液）血便：排出的粪便中既有脓（黏）液，又有血液。常见于直肠或结肠内的肿瘤及炎症。

3.黑便：又称柏油便，大便呈黑色或棕黑色，主要见于上消化道出血。如果出血量较少，且出血速度较慢，血液在肠内停留时间较长，排出的粪便即为黑色；若出血量较多，在肠内停留时间较短，则排出的血液呈暗红色。

急救办法

1.患者应卧床，安静休息，注意保暖，食用流质食物。

2.肛裂或痔疮出血可用1%～2%的盐水浸泡棉球或纱布压迫肛门止血，并加T字带固定。

3.原因不明的出血可口服云南白药，每次0.2～0.3克，每日3次。

4.及时将患者送往医院查明病因，抢救治疗。

低血糖

低血糖是由于多种原因引起的静脉血糖浓度低于一个特定的水平，导致交感神经兴奋和脑细胞缺氧而出现的一系列症状。有时过度饥饿、酗酒、体温过低、剧烈运动而没有及时补充糖分，也有可能导致低血糖。

病情判断

1.临床上，反复发生空腹低血糖提示有器质性疾病，比如胰岛素瘤、肝衰竭、心力衰竭、肾衰竭、营养不良等；餐后引起的反应性低血糖，多见于功能性疾病，比如遗传性果糖不耐受症、特发性反应性低血糖症、滋养性低血糖症、功能性低血糖症、2型糖尿病早期等。

2.低血糖早期症状为面色苍白、出冷汗、头晕、心慌、恶心、四肢发冷、颤抖，严重者可出现精神不集中、躁动、易怒，晚期症状可出现昏迷。

急救办法

1.协助患者坐下或者躺下休息。

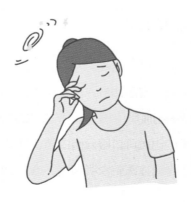

2.若患者可以吞咽，可给予含糖饮品或糖以提高血糖，使症状完全缓解。

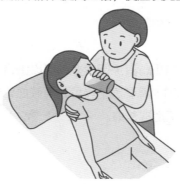

3.情况缓解后，可让患者多进食些甜品，少食多餐，必要时午夜也可以加饮含糖饮料一次。

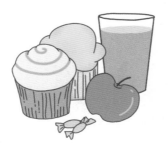

4.如果患者病情恶化或不省人事，应将患者摆成"稳定侧卧位"（具体操作方法参见本书P036），并尽快拨打"120"急救电话。

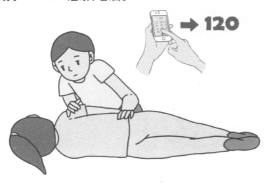

⊙ **注意事项**

1.如家中有容易出现低血糖的患者，最好在家中常备葡萄糖片、方糖、甜饼干、甜牛奶等。

2.服用 α－葡萄糖苷酶抑制剂类药物的患者在发生低血糖时，不能食用蔗糖来急救，可以食用葡萄糖。

3.静脉推注50%葡萄糖40～60毫升是低血糖抢救最常用和最有效的方法。

鼻出血

鼻出血在日常生活中十分常见，其原因很多，可以由鼻腔本身的原因引起，也可由全身性疾病引起，其中最多见的为鼻黏膜干燥导致鼻腔血管破裂而引起。严重出血不止也可导致休克，反复的鼻出血可造成贫血。

病情判断

1. 鼻腔本身可引起鼻出血的原因：鼻黏膜干燥、鼻部受伤、鼻中隔疾病、鼻腔肿瘤等。
2. 可引起鼻出血的全身性疾病：血液病、高血压等。

急救办法

1. 一旦发生鼻出血，要及时进行局部压迫。让患者低头、张口呼吸，用拇指和示指捏住双侧鼻翼，向后上方压迫数分钟，直至止血。

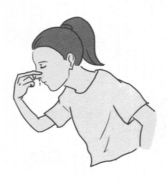

2.如果是全身性疾病导致的鼻出血，在进行局部压迫的同时，还要进行全身性治疗，如降压。

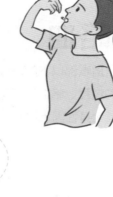

3.经过局部压迫后，仍无法止血的，要及时送医院诊治。

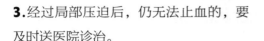

4.如果因头部受伤出现鼻出血，同时伴有眼眶瘀血、耳后瘀血、耳出血等，这种鼻出血称为"鼻漏"，实际为颅内出血，此时严禁采用压迫、填塞等止血法，同时禁止冲洗、避免用力咳嗽和打喷嚏，并尽快送至医院或拨打"120"急救电话。

⊘ 注意事项

1.鼻出血之后千万不要仰头，以免血液误入气道造成窒息，儿童尤其禁止采用此法。

2.如果经常鼻出血，可能和身体的其他疾病有关，应及时到医院进行确诊并进行相关治疗。

⊕ 咯血

咯血是指喉部以下的呼吸器官（即气管、支气管或肺组织）出血，并经咳嗽动作从口腔排出的过程。咯血不仅可由呼吸系统疾病引起，也可由循环系统疾病、外伤和其他系统疾病或全身性因素引起，应与口腔、咽、鼻出血及呕血相区别。

病情判断

1. 引起咯血的疾病很多，主要是呼吸系统疾病，如肺结核、肺癌、支气管炎、肺炎等。

2. 心血管疾病，如风湿性心脏病、肺动脉高压，以及全身性疾病，如血小板减少性紫癜、白血病、血友病、再生障碍性贫血等也可引起咯血。

3. 咯血常伴有咳嗽、咳痰。咳出的血为鲜红色，常混有泡沫及痰液，量一般不多。

4. 每次的出血量超过300毫升，或24小时出血量大于500～600毫升的咯血称为大咯血，其主要症状是胸痛、胸闷，出现并发症后还会有低血压、休克、呼吸衰竭等相应症状。另外，血液或血块可堵塞气管或支气管，从而引起窒息而致死亡。

急救办法

1. 让患者平卧或侧卧（患侧朝下）休息，消除其紧张和焦虑，鼓励其咳出血液。

2. 给予患者易消化的流食或半流食，保持大便通畅，以免排便用力时再次引发咯血。

3. 适当给予镇静药物，如口服地西泮2.5～5.0毫克，每日3次。大咯血时一般不用镇咳药物。

4. 用止血药物，如云南白药0.3～0.6克，每日3次，或口服卡巴克洛片剂2.5毫克，每日3次。无法止血者应迅速送医。

✚▶ 呕血

呕血是指患者呕吐血液，由上消化道（食管、胃、十二指肠、胃空肠吻合术后的空肠、胰腺、胆道）急性出血所致，但也可见于某些全身性疾病。在确定呕血之前，必须排除口腔、鼻、咽喉等部位的出血和咯血。

病情判断

1.呕血主要由消化系统疾病、血液病、急性传染病，以及尿毒症、结节性多动脉炎、血管瘤、抗凝剂治疗过量等原因引起，但最主要的三大病因消化性溃疡、食管或胃底静脉曲张破裂出血、急性胃黏膜出血。

2.患者多先有恶心，然后呕血，继而排出黑便。食管或胃出血多有呕血及黑便，而十二指肠出血多无呕血而仅有黑便。如出血量大，还可能出现脉搏细弱、呼吸加快、血压下降与休克等急性周围循环功能不全症状。

急救办法

1.让患者绝对卧床休息，取平卧位，并将双下肢抬高30°，但需保持患者气道通畅，可将头侧向一边，以防呕血时吸入气管内发生窒息。

2.如患者剧烈恶心、呕吐，应进流质食物；频繁呕吐或食管静脉曲张破裂出血者，应暂时禁食。

3.可给予镇静药物，如地西泮5～10毫克，口服或肌肉注射，对止血有一定效果。

4.应用止血药物，如口服云南白药0.3～0.6克，每日3次。呕血严重者及时就医。

中暑

中暑是人体在高温和热辐射的长时间作用下，身体的体温调节功能出现障碍，导致水、电解质代谢紊乱及神经系统功能损害。中暑是一种可威胁生命的急症，若未给予及时处理，可能引起抽搐、永久性脑损伤、肾衰竭甚至死亡。

病情判断

根据临床症状可将中暑分为先兆中暑、轻症中暑和重症中暑，其中前两者是较为常见的。

1. 先兆中暑：在高温环境中，体温正常或稍高，不超过37.5℃，但出现头晕、眼花、耳鸣、恶心、胸闷、心悸、四肢无力或麻木、口渴、大汗、注意力不集中、动作不协调等症状。

2. 轻症中暑：体温超过38℃，除以上症状外，还有面色潮红或苍白、呕吐、气短、皮肤灼热或湿冷、脉搏细弱、心率增快、血压下降等症状。

3. 重症中暑：起初患者仅全身无力、头晕、头痛、恶心、出汗减少，随后体温迅速升高，出现嗜睡、皮肤干燥、灼热、无汗、潮红或苍白等症状。当循环衰竭时，甚至会出现休克昏迷、心力衰竭、肺水肿、脑水肿、肝功能衰竭、弥散性血管内凝血等危及生命的损害。

急救办法

1. 迅速将患者转移至阴凉通风处平躺休息，如走廊、树荫下或有空调的房间。

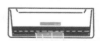

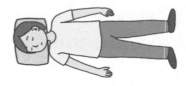

2.脱去衣物，可用头部冷敷、冷水浸泡、冷水擦身等方法降温。

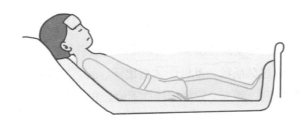

3.给患者饮用含盐的清凉饮料、含电解质的运动型饮料或果汁。禁止给昏迷者喂任何液体。

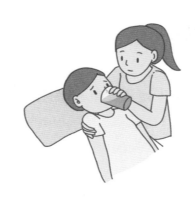

4.高热者，应在头部、腋下、腹股沟放置冰袋，每10分钟测量一次肛温，至38℃为宜。

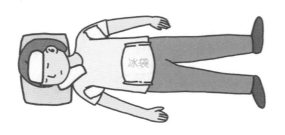

⚠️ **注意事项**

　　如患者在冷水浸泡时出现发抖现象，应减缓冷却过程，因为发抖会增加核心体温，对恢复不利。此外，将体温降至38℃即可，不宜更低。

✚ 抽筋

抽筋是指肌肉突然不由自主地收缩痉挛，可引起疼痛，通常是由于运动前热身不足、剧烈运动和肢体保持同一姿势过久所致。此外，大量出汗、腹泻或呕吐引起水分及电解质大量流失导致脱水，以及缺钙、受凉、局部神经血管受压也会引起抽筋。

病情判断

肌肉强直，一阵阵地抽动，无法放松，并且由这组肌肉牵动的关节不能自由活动。

急救办法

1.小心地舒展、拉长抽筋部位的肌肉，使肌肉充分放松。

2.用推或揉的方法按摩抽筋部位的肌肉，然后可用毛巾热敷在抽筋部位。

手臂抽筋：伸直抽筋的手臂，将手腕向手背方向伸展，用健侧手慢慢扳直手指，然后按摩手臂抽筋部位的肌肉。

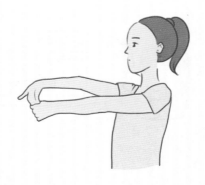

大腿抽筋：如果是大腿前侧的肌肉抽筋，可将腿屈膝向后上方弯曲，同时用同侧手握住脚背，将脚尽量拉向臀部。如果是大腿后面的肌肉抽筋，可以请他人协助，向前抬高抽筋的腿，使膝部伸直，同时按摩抽筋处的肌肉。

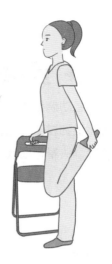

小腿抽筋：将抽筋的腿伸直，抢救者抓住其脚尖，慢慢地朝膝盖方向向上推，并轻轻按摩抽筋处的肌肉。

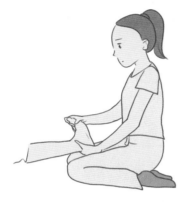

脚趾抽筋：将抽筋腿的脚后跟向上抬起，以脚尖站立，使肌肉放松。或由他人协助，将抽筋腿的脚趾向上推，待肌肉放松后，按摩脚掌。

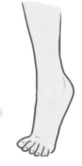

手指、手掌抽筋：将手握成拳头，然后用力张开，又迅速握拳，如此反复进行，并用力向手背侧摆动手掌。

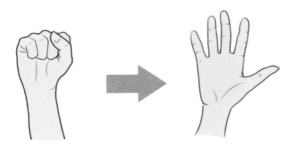

ⓘ 注意事项

1. 按摩抽筋的肌肉时，要轻柔，不要用拍打、叩击等刺激的方法。

2. 如果抽筋是由缺水引起的，可给予患者清水和一般的电解质饮料。

3. 抽筋严重者，需要及时获得医疗救助，可以注射安定剂。

✚◗ 晕动病

　　晕动病是晕车、晕船、晕机等的总称，是指乘坐交通工具时，人体内耳前庭平衡感受器受到过度运动刺激，前庭器官产生过量生物电，影响神经中枢而出现的出冷汗、恶心、呕吐、头晕等症状。

病情判断

　　1. 本病常在乘车、航海、飞行或其他交通工具运行数分钟至数小时后发生。起初感觉上腹不适，继而伴有恶心、面色苍白、出冷汗等症状，随即有眩晕、精神抑郁、唾液分泌增多和呕吐。严重者可有血压下降、呼吸深而慢、眼球震颤等症状，以及严重呕吐引起的失水和电解质紊乱。

　　2. 症状一般在停止运行或减速后数十分钟和几小时内消失或减轻。经多次发病后，症状反而可以减轻，甚至不再发生。

急救办法

1. 发病时患者宜闭目仰卧，坐位时头部紧靠在固定椅背或物体上，避免较大幅度的摇摆。

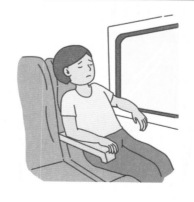

2.打开车窗通风。

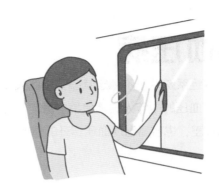

3.用手掐按人中穴、内关穴、合谷穴、
足三里穴等。

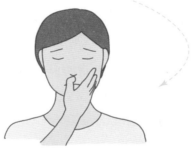

4.于太阳穴或人中穴涂清凉油，口服10粒
人丹或口服 2~3 毫升十滴水。重者可口服
茶苯海明、苯海拉明、异丙嗪、甲氧氯普
胺等西药。

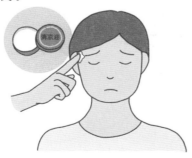

ⓘ 注意事项

1. 患有晕动病的人在乘车、乘船时应尽量限制头部运动，可将头靠在背椅上固定不动，以减少加速度的刺激，特别是旋转性刺激。

2. 有可能的话，尽量平卧。

3. 避免不良的视觉刺激，乘车时少往窗外看，更不宜在车内看书，最好闭目养神。

4. 乘车前可服用怡含宁含片，以预防晕动病的发生。

突发高血压病

很多高血压患者的自主神经系统处于不稳定状态，因此大多具有脾气急、肝火旺、心跳快等特点，尤其是初发高血压的中年人，情绪稍一激动，血压就会骤升。老年高血压患者由于对环境适应能力较差，也容易出现血压骤升的情况。

病情判断

1.患者突然感到头痛、头晕、视物不清或失明、恶心、呕吐、心慌、气短、面色苍白或潮红，两手抖动、烦躁不安。

2.严重者可出现暂时性瘫痪、失语、心绞痛、尿混浊，更严重者则抽搐、昏迷。

3.由于体质和自我感觉存在差异，有的人毫无感觉或仅有轻度心慌、头晕、头痛，有的人则感觉天旋地转、恶心、呕吐、耳鸣、四肢冰冷。

急救办法

1.立即服用一种短效降压药，如硝苯地平、卡托普利等，以防意外发生。

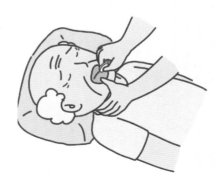

2.保持镇定，不要刺激患者情绪，让其处于半卧位，头部抬高，尽量避光，安静休息。

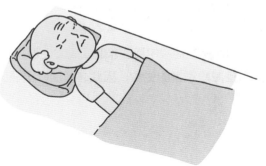

3.患者若神志清醒，且血压仍高，可服用安定2片，非洛地平缓释片或复方降压片2片，少饮水。

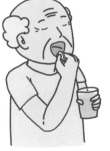

4.尽快送患者到医院进行治疗。

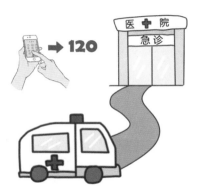

⊘ **注意事项**

1. 如果患者服用短效降压药后血压不降低，要及时去医院就诊。

2. 服药后注意为患者保暖，如果有条件可以吸入氧气。

3. 如果患者呼吸道分泌物较多，需要及时清理，保持呼吸道畅通。

糖尿病紧急并发症

糖尿病紧急并发症包括糖尿病酮症酸中毒、非酮症高渗性糖尿病、乳酸性酸中毒等。糖尿病急性并发症有可能直接威胁患者的生命，因此必须加以重视。首先要及早预防，其次要及时发现和治疗。

病情判断

1.酮症酸中毒患者表现为口渴、多饮、多尿，倦怠无力、食欲减退、恶心、呕吐，少数患者可有腹痛。严重时患者呼出的气体中有烂苹果味，心率增加，血压下降，甚至昏迷。

2.非酮症高渗性糖尿病患者早期表现为多尿、口渴逐渐加重；晚期因严重脱水会出现少尿、无尿及神经精神症状，如嗜睡、幻觉、癫痫样抽搐及昏迷。

3.乳酸性酸中毒患者有疲乏倦怠、恶心、呕吐、腹痛等症状，严重者出现意识障碍和昏迷。

急救办法

1.出现酮症酸中毒时应及时补液及静脉持续小剂量滴注胰岛素，纠正电解质紊乱及酸中毒。

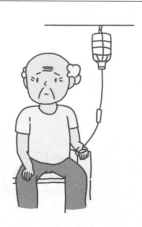

2.非酮症高渗性糖尿病患者应及时纠正脱水高渗症状，静滴小剂量胰岛素，消除诱因。患者平时应注意多饮水，不要等到口渴时才喝水，尤其不能限制饮水。

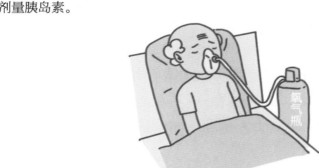

3.乳酸性酸中毒患者应补碱、吸氧及补充小剂量胰岛素。

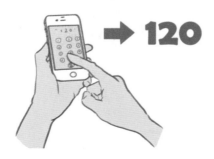

4.出现严重症状者应及时就医。

➡ **120**

⊙ **注意事项**

　1. 有严重肝病、肾病及严重心肺功能不全的患者不要服用双胍类降糖药。

　2. 自己注射胰岛素时，应在腹部、大腿前外侧、手臂外侧 1/4 部分、臀部轮流注射，不宜重复多次在身体同一部位注射胰岛素。

支气管哮喘

支气管哮喘发作时，气道会收窄，呼吸变得困难，严重时患者可因窒息而死亡。哮喘通常发生在气候变化大的时候，或患者上呼吸道感染发作时，反复发作可导致多种肺部及心脏并发症。预防性药物在急救时没有效用。

病情判断

1.初期可出现喉痒、干咳等前兆，随后多突然发生呼吸困难，尤其是呼气费力。

2.患者被迫处于端坐位，喘息、气急，可听到明显的哮鸣音，伴有心率增快，烦躁不安、口唇青紫、有窒息感，少数患者以胸痛为主要表现。严重时呼吸抑制、哮鸣音减弱或消失、血压下降、意识丧失，甚至迅即死亡。

3.哮喘常发作于患者接触烟雾、香水、油漆、灰尘、宠物、花粉等刺激性气体之后，夜间和清晨是高发时间段。

急救办法

1.立即去除过敏原及诱因，扶患者端坐，安慰患者，消除其紧张、焦虑、恐惧情绪。

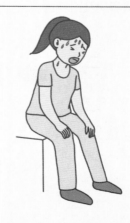

2.让患者保持端坐，身体可微微向前，并立即给患者吸氧。

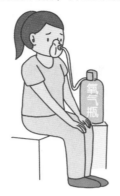

3.喷入沙丁胺醇气雾剂（也叫"舒喘灵"或"喘乐宁"）1～2下，必要时每4小时重复一次。

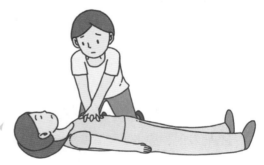

4.及时拨打"120"急救电话，如患者昏迷，需保持气道通畅，一旦发生呼吸、心脏停搏，立即做心肺复苏术。

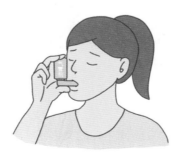

⊙ **注意事项**

1. 心功能不全、高血压、糖尿病、甲亢患者及孕妇慎用沙丁胺醇气雾剂。

2. 病况较轻者可于10分钟内恢复正常呼吸，但需要及时向其主治医师报告。

✚ ► 癫痫大发作

癫痫大发作是指脑细胞反复异常放电，导致暂时性中枢神经系统功能紊乱，而出现意识丧失、全身抽搐的症状。癫痫大发作时的意识突然丧失可能造成意外伤害，持续30分钟以上的发作可危及生命。

病情判断

1.癫痫大发作的患者可分为原发性癫痫和继发性癫痫。前者有癫痫发作史或家族史；后者可能有颅内感染、颅内寄生虫、颅内肿瘤、脑血管病、脑外伤等病史。突然停用或减量使用抗癫痫药物也可能诱发癫痫大发作。

2.病发时，患者突然丧失意识，跌倒在地，全身强制性抽搐，头往后仰，上肢屈曲或伸直，握拳、拇指内收，下肢伸直，足内翻；面部青紫，口吐白沫，眼球固定，瞳孔散大，心率增快，血压升高；可出现尿失禁及舌咬伤；发作持续不断，间歇期也不能清醒过来。少数患者在癫痫大发作之后可能出现精神失常。

急救办法

1.抢救者首先不要惊慌失措，应尽量抱住患者，慢慢放倒在地，将其头侧向一边，解开颈部的衣扣。

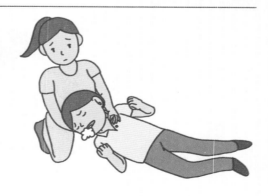

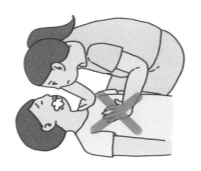

2.不要按住患者，患者抽搐的力量很大，强行按住有可能导致患者肌肉拉伤甚至骨折。

3.不要试图掰开患者的嘴，不要往牙齿之间塞入任何东西，因为窒息比舌咬伤后果更严重，而且舌咬伤的情况并不多见。

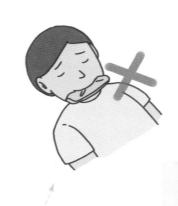

4.患者抽搐过后，将其摆放成"稳定侧卧位"（具体操作方法参见本书P036），确保气道通畅。

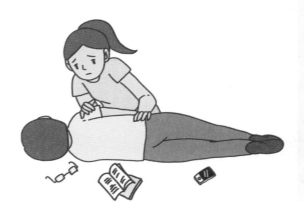

> (!) **注意事项**
>
> **1.** 在癫痫发作的强直期，可用一只手稍微用力托着患者的颈部，防止患者颈部过伸引起损伤。
>
> **2.** 若患者抽搐不止，要立即拨打"120"急救电话。
>
> **3.** 少数患者可能出现一些无意识的破坏、攻击行为，如自伤、伤人、毁物等，此时应对患者严格限制，确保安全。

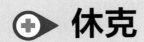 休克

休克是指由于多种原因造成的人体组织未能够获得足够的血液供应，细胞无法获得支援生命的必需养分而导致循环衰竭的状态。休克是疾病严重的表现，是病情危重、凶险的信号之一，如不及时抢救可迅速危及患者的生命。

病情判断

1. 导致休克的病因不尽相同，一般包括低血容量性、感染性、心源性三种。

低血容量性：如大出血、严重腹泻、呕吐、肠梗塞、烧伤等。

感染性：各种病原体感染、中毒、血管床容量扩大等。

心源性：如心肌梗死、心肌炎、心力衰竭等心肌收缩无力，或排血受阻、舒张不足等。

2. 患者会有以下临床症状：面色苍白、四肢发凉、全身软弱无力、伴有大汗、意识模糊、血压降低、脉搏细弱、心跳加快、呼吸急促等，并很快进入昏迷状态，进而危及生命。

急救办法

1. 将患者平卧，可以将双下肢略抬高，以利于静脉血回流，保证相对较多的脑供血。如有呼吸困难可将头部和躯干略抬高，以利于呼吸。

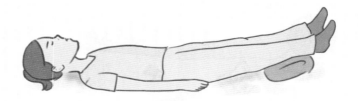

2.确保气道畅通，防止发生窒息。可把患者颈部垫高、下颌托起，使头部后仰，同时解开衣扣，将头偏向一侧，以防止呕吐物吸入气道。

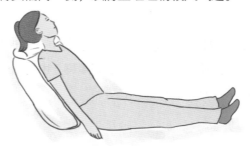

3.休克患者体温降低、怕冷，应注意为患者保暖，盖好被子。但感染性休克常伴有高热，应给予降温，可在颈、腹股沟等处放置冰袋，或用酒精擦浴。

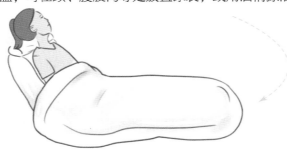

4.保持周围环境畅通和安静，如有条件可给患者吸氧，并及时拨打"120"急救电话。如为出血性休克，应立即采取有效的止血措施。

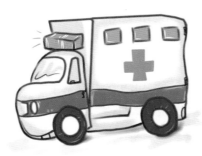

ⓘ 注意事项

1. 如休克者是大月份的孕妇，应让其取左侧卧位，否则胎儿及巨大的子宫会压迫血管，致使回心血量减少，加重休克。

2. 密切关注患者的呼吸、脉搏、血压、尿量等情况，如呼吸停止应立即使用心肺复苏术进行抢救。

昏迷

昏迷是由各种原因导致的脑功能受到严重、广泛的抑制，意识丧失，对外界刺激不发生反应，不能被唤醒，是最严重的、持续性的意识障碍，也是脑衰竭的主要表现之一。昏迷往往是疾病严重的表现，可危及生命。

病情判断

1. 引起昏迷的原因有很多，主要包括脑部疾患和全身性疾患两大类。脑部疾患包括急性脑血管疾病（脑出血、脑梗死）、颅脑损伤、颅内肿瘤、脑炎、中毒性脑病等。全身性疾患包括急性酒精中毒、急性一氧化碳中毒、糖尿病昏迷、尿毒症昏迷、肝昏迷（肝性脑病）等。

2. 昏迷的判断较容易，如果遇到突然晕倒的患者，呼之不应、推之不醒，意识丧失，但心跳、呼吸依然存在，就可以判断为昏迷。但昏迷的原因往往很难立即判断。

急救办法

1. 保持安静，绝对卧床。切勿让患者枕高枕，同时避免不必要的搬动，尤其要避免头部震动。

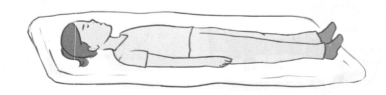

2.将患者摆成"稳定侧卧位"（具体操作方法参见本书P036），确保气道通畅。如患者口腔中有呕吐物、分泌物，需及时清理。如患者有活动义齿，应立即取出。

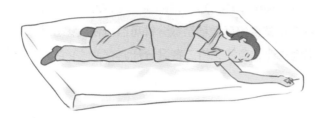

3.注意保暖，为患者盖好被子，防止受凉。

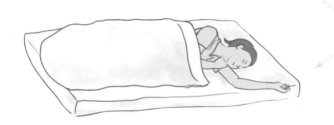

4.及时拨打"120"急救电话。

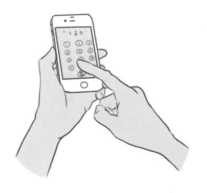

ⓘ 注意事项

1. 对伴有躁动不安或抽搐的患者，应防止其坠床，必要时可用布带或绳子将患者固定在床上，防止患者坠床、摔伤。

2. 密切观察患者的心跳和呼吸，一旦发生心脏停搏或呼吸停止，要立即进行心肺复苏术。

3. 严禁给昏迷患者喂水、喂药。

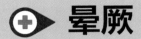

晕厥

　　晕厥也称"昏厥"，是一种突发性、短暂性的急性脑缺血或缺氧症，其特征为"来得快，去得快"，多数患者在调整姿势后数秒至数分钟可自行恢复。如果患者不能被叫醒，或在短时间内不能清醒则为昏迷，应注意将二者区分开。

病情判断

　　1.引起晕厥的原因有多种，应明确引起晕厥的原因，给予相应的处理。单纯性晕厥多见于体弱的女青年，可由长时间站立、剧烈疼痛、过度疲劳、精神刺激、缺乏睡眠、天气闷热、空气污浊、洗热水澡等引起。低血糖晕厥则多由饥饿、营养不良等原因引起。心源性晕厥是由严重心律失常等原因，导致心排出量突然减少而引起。此型病情较凶险，应立即抢救，否则有心脏停搏导致死亡的危险。脑源性晕厥则主要由脑血管病引起。

　　2.晕厥往往有前兆，患者发作前会感到头晕、眼前发黑、心慌、胸闷、恶心、出冷汗、全身无力、饥饿等，然后突然倒下，此时患者面色苍白、四肢发凉、血压下降、脉搏细弱。

急救办法

1.立即采取平卧位，将双下肢抬高，以保证脑组织有尽可能多的血液供应。

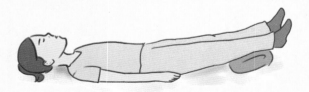

2.确定气道是否畅通，并检查呼吸和脉搏。

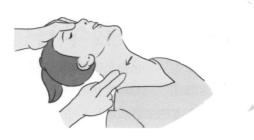

3.解开较紧的衣领、裤带，以免影响呼吸。

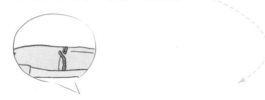

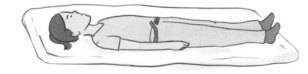

4.若患者不能于数分钟内自己醒来，应迅速拨
打"120"急救电话，并将患者摆成"稳定侧
卧位"（具体操作方法参见本书P036），以防
止窒息。

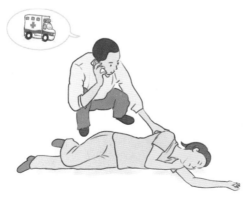

<table>
<tr><td>

ⓘ **注意事项**

1. 严重低血糖、急性
出血、严重心律失常导致的
晕厥较严重，一般需要立即
拨打"120"急救电话。

2. 晕厥可引起继发性
伤害，如皮损、出血、骨折、
脑震荡等，需采取相应的
急救措施。如果经常发生
晕厥，应到医院检查病因。

3. 患者转醒后可逐渐
坐起，休息几分钟后再起
立，并继续观察几分钟。
低血糖患者转醒后可给予
糖水、食物等。

</td></tr>
</table>

⊕ 脑中风（脑卒中）

脑中风又称"脑卒中"，是指脑部某个区域内病损的血管突然堵塞、梗死或破裂，造成脑血液循环出现障碍，脑部神经细胞缺乏足够的氧气供给，细胞死亡无法再生而引起的脑功能障碍，对患者的生活质量乃至生命危害极大。

病情判断

1. 脑中风的临床表现是猝然昏倒、不省人事或突然发生口眼㖞斜、半身不遂、语言不清和智力障碍。

2. 脑中风发作前往往有以下前兆：突然出现剧烈头痛、头晕、恶心、呕吐，或头痛、头晕突然比往日加重，或症状由间断性变成持续性；突然感到一侧肢体、面部、舌头、嘴唇麻木；反应迟钝、性格改变、理解能力下降；突然一侧或双侧视力下降，耳鸣或听力下降；突然发生短暂的意识丧失；血压突然急剧增高。

急救办法

1. 对于意识清楚的患者，现场可检查以下三项。

（1）笑一笑：让患者笑一笑，看患者有无口角㖞斜、不对称，判断有无面瘫。

（2）抬一抬：让患者平举双臂，看有无一侧肢体不能抬起或肢体无力，判断有无偏瘫。

（3）说一说：让患者回答问题或重复简单的句子，看有无言语不清，判断有无失语。

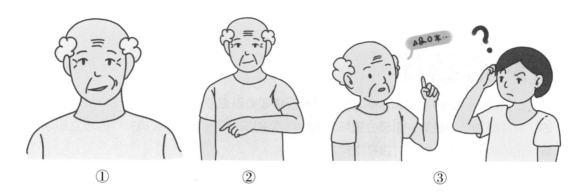

2.绝对卧床，勿枕高枕，保持安静，避免不必要的搬动，尤其要避免头部震动。

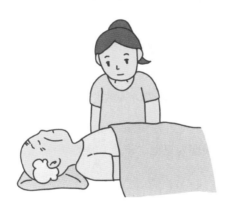

3.保持气道通畅，松开领口，千万不要喂水、喂药；对于昏迷的患者，应采取"稳定侧卧位"（具体操作方法参见本书P036）。

4.拨打"120"急救电话，迅速将患者送入医院，经CT检查确诊后，再由医生决定治疗方案。

⊕ **注意事项**

1. 发生脑中风时，不要搬动患者，否则会加速血管的破裂。

2. 患者若出现大小便失禁应就地处理，注意不要移动上半身。

3. 给患者保暖，同时密切观察脉搏、心跳，一旦心脏停搏要立即进行心肺复苏术。

⊕ 心绞痛

　　心绞痛是冠心病的常见急症之一，是由于供应心脏血液和营养的冠状动脉发生急剧的、暂时的缺血与缺氧，引起心脏细胞功能异常的临床综合征。心绞痛发作时应立即采取一定的应急措施，并及时拨打急救电话。

病情判断

　　1.心绞痛的表现为胸骨后闷胀感，伴随明显的焦虑，持续 3～5 分钟，常散发到左侧臂部、肩部、下颌、咽喉部、背部，也可放射到右臂。

　　2.情绪激动、受寒、饱餐等增加心肌耗氧的情况可导致心绞痛发作，称为"劳力性心绞痛"，可通过休息和含化硝酸甘油缓解。

　　3.有些老年人的心绞痛症状不典型，表现为气促、晕厥、虚弱、嗳气等。

急救办法

1.停止一切活动，安静休息，去除诱因，如精神刺激、焦虑、恐惧，同时避免不必要的搬动。如因呼吸困难不能平卧，应取半卧位或坐位；如发生血压下降或休克，应取平卧位。

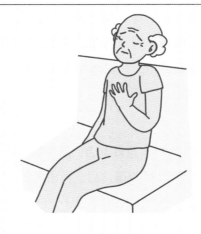

2.解开患者的衣领与腰带，缓解患者的疼痛，并注意保暖。

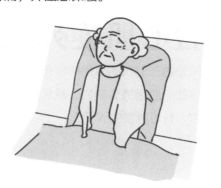

3.即刻用硝酸甘油片（0.5毫克）舌下含服，也可用硝酸异山梨酯（10毫克）舌下含服，一般1~3分钟起效。

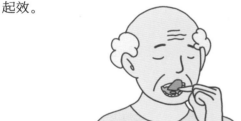

4.如有条件可给患者吸氧，并及时将患者送往医院或拨打"120"急救电话。

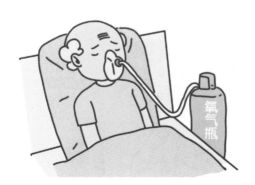

> ⓘ **注意事项**
>
> **1.** 血压下降、心率过快或过慢、右心室心肌梗死及24~48小时内服用过"伟哥"的患者禁止舌下含服硝酸甘油。
>
> **2.** 大多数心绞痛一次发作时间不超过10分钟。如患者经处理后症状不缓解甚至加重，应怀疑为"急性心肌梗死"，此时不能自己去医院，要立即拨打"120"急救电话。

✚ 急性心肌梗死

急性心肌梗死是由于冠状动脉粥样硬化、血栓形成或冠状动脉持续痉挛，使冠状动脉或分支闭塞，导致心肌因持久缺血、缺氧而发生坏死，可并发心律失常、休克或心力衰竭，常危及生命，有可能发生猝死。

病情判断

1.患者发病时心前区闷胀不适、钝痛，钝痛有时向手臂或颈部放射，伴有恶心、呕吐、气促及出冷汗等症状。女性通常表现为胸部闷痛，而老年人则更多地表现为呼吸困难。

2.急性心肌梗死的临床表现差异极大，有的发病十分凶险，迅即死亡；有的表现轻微或不典型，甚至没有胸痛的表现，易延误就医时间；有的则演变为陈旧性心肌梗死。

3.冠心病患者如果出现了不明原因的晕厥、呼吸困难、休克等，都应首先想到可能是急性心肌梗死发生了。

急救办法

1.迅速呼救，并拨打"120"急救电话。

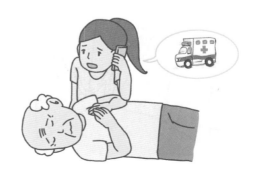

2.如果患者意识清醒，可令其深呼吸，然后用力咳嗽，可起到与胸外心脏
按压相同的效果。

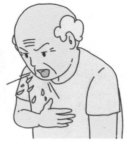

3.绝对卧床，保持镇静，不要搬动患者强行去医院，同时解开患者的衣领、腰带。若患者发生休克，立即撤下枕头，清理口腔中的呕吐物、分泌物，然后将下颌抬起，使头部后仰。

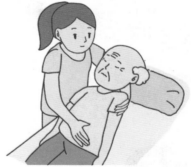

4.可酌情选用阿司匹林100～300毫克嚼服，以限制心肌梗死的范围。

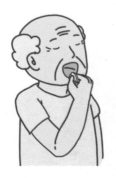

⚠ 注意事项

1. 对阿司匹林过敏，或有主动脉夹层、消化道出血、脑出血等病史者，不能服用阿司匹林。

2. 在等待医护人员赶来期间，密切观察患者的情况，保证患者气道畅通。

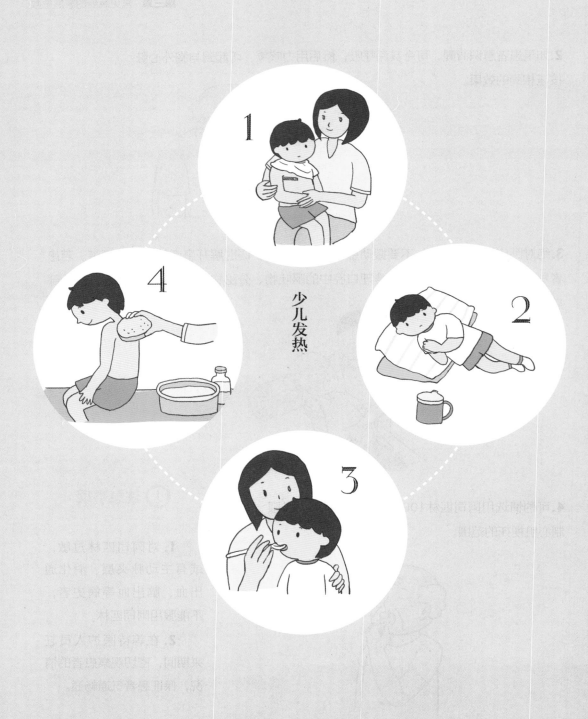

少儿发热

第四章

学习 · 急救 · 守护 · 家人

特殊人群的家庭急救

本章着重介绍少儿、孕产妇、老人等家庭特殊成员的常见病症及突发情况的基本急救办法，认真学习有助于在紧急关头守护家人的健康。

➕▶ 小儿发热

当体温超过正常值即37℃时，表示发热，通常由感染引起。如果你的孩子伴随有剧烈的头痛，易引起脑膜炎。中度发热对身体损害不大，但如果体温超过40℃，就会很危险。

病情判断

1.诊断：体温升高；面色苍白，发冷，出皮疹；寒战随着病情发展出现；皮肤灼热、潮红；全身酸痛，出汗，头痛等。

2.并发症：脱水及酸碱平衡紊乱（多见于平时有营养不良症状的婴幼儿）、热性惊厥、脑水肿等。当孩子出现40℃以上高热时，必须紧急处理。

急救办法

1.抬起手臂，将体温计的水银端夹在孩子的腋下，手臂贴紧胸部直到规定的时间。使用数字体温计比较方便。

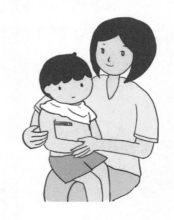

2.让孩子舒适地躺在床上或沙发上，但不要盖毯子。大量饮水，帮助其降温。

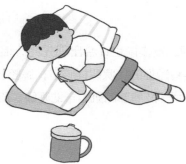

3.可以给孩子服用规定量的对乙酰氨基酚（扑热息痛）糖浆，帮助其降温。

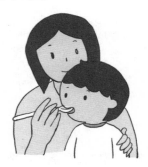

4.如果孩子的身体很热，可用清水自上而下擦拭身体。

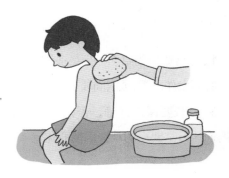

> ⓘ **注意事项**
>
> **1.**发热时请卧床休息，有利于恢复体力，早日康复。
>
> **2.**要注意补充水分，发热时体内水分的流失会加快，因此在可行范围内宜多饮用开水、果汁及不含酒精或咖啡因的饮料。
>
> **3.**尽量避免穿过多的衣服或盖厚重的棉被，因为这样会使得身体不易散热，加重发热的不适与严重程度。

✚ 哮吼

哮吼通常发生在夜间。发作前也许会出现先兆，但通常发作迅速，会出现呼吸困难，尤其是吸气困难；伴有短促的、吠叫样咳嗽；鼻腔发出鸡鸣音或吹哨声。严重发作时，孩子会尽力用鼻腔、颈部及肩部的肌力帮助呼吸。皮肤略显青紫。

▶ 急救办法

1. 帮助孩子坐在床上，用枕头垫在其背后和头部，并持续安慰。

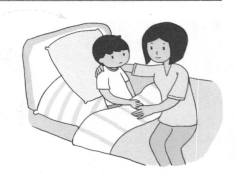

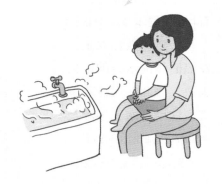

2. 使空气中充满蒸汽。将热水龙头打开，或在房间里烧一壶开水，尽力使孩子放松，以便吸入蒸汽。

ⓘ 注意事项

1. 经常喂一些温水，少量多饮。

2. 若发作严重，或时间较长，要及时送孩子就医。

3. 家长要保持镇静，否则会惊吓到孩子，加重病情。日常要密切观察病情变化。

✚ 急性结膜炎

急性结膜炎主要是因外感风热而致，俗称"红眼病"或"火眼病"，发病较急，易相互传染，多发于春、秋季节。

急救办法

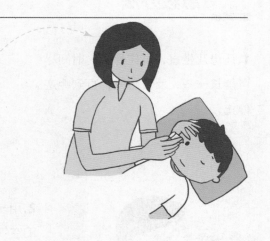

1. 在医生的指导下，根据病情选择有效的眼药水进行频繁滴眼。睡觉前涂抗生素眼药膏。

2. 发病早期用冷敷治疗法可以减轻急性结膜炎眼部不适症状。重症患儿，应送医院进一步诊治。

ⓘ 注意事项

1. 在家庭生活中，一旦发现急性结膜炎，务必做好消毒隔离，防止交叉感染。

2. 患儿使用过的毛巾、手帕和脸盆要煮沸消毒，晒干后再用。

3. 教育孩子注意个人卫生，不用脏手揉眼睛，勤剪指甲，饭前便后要洗手。

4. 家长要注意，急性结膜炎若治疗不彻底可变成慢性结膜炎。

呃逆

呃逆是由膈肌和肋间肌等辅助呼吸肌突发不自主的强有力的痉挛性收缩所引起，声门突然关闭，空气迅速流入气管内，发出特异性声音。呃逆频繁或持续24小时以上，称为难治性呃逆，多发生于某些疾病。

急救办法

1. 让患儿坐直，屏住呼吸，时间尽可能长一些，反复憋气，直到呃逆停止。

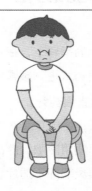

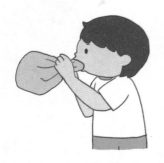

2. 用一个纸袋罩在患儿脸上，让患儿反复呼吸其呼出的空气，吸进、呼出约一分钟，或直到呃逆停止。

⚠ 注意事项

1. 稍大的儿童可通过喝水来止住呃逆。

2. 如果呃逆持续数小时未得到缓解，就要去医院了。因为长时间的发作会引起焦虑、疲劳、疼痛等症状。

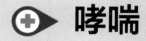 哮喘

哮喘是一种严重影响小儿身心健康的最常见的呼吸道疾病，表现为：呼吸困难，常伴有咳嗽；呼气时发出哮鸣音；不适及焦虑；呼吸困难引起的疲乏；面部及口周围青紫。

急救办法

1.确保房间通风而没有烟雾，帮助孩子放松，让他坐下，双手搭在桌子上；或者让惊恐的孩子坐在你的大腿上，安慰孩子。

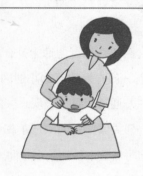

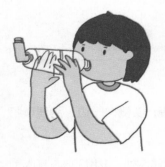

2.吸入药物疗法种类繁多。在家里，让孩子学会如何使用，以便发作时能够自救。

！注意事项

1. 如果孩子平时使用吸入药物治疗，发作时就使用它。谨慎地按指导进行治疗，病情会得到缓解。

2. 如果病情无法缓解，应及时送医院。

✚ ► 小儿高热惊厥

　　高热惊厥是儿科的一种常见病。根据统计，3%～4%的儿童至少发生过一次高热惊厥。小儿高热惊厥的发生是由于大脑发育不完善，对刺激的分析、鉴别能力差，较弱的刺激就可使大脑运动神经元异常放电，引起惊厥。多见于6个月～5岁之间的儿童。

病情判断

　　1. 高热，体温急速上升，在38℃以上，常见在39～40℃。

　　2. 一般在发热后24小时内出现抽搐现象，而且常在高热急速上升时出现，但也有在退热时出现，通常有以下表现：突然尖叫、失去意识；眼球上翻、凝视或斜视；口唇青紫，口吐白沫，牙关紧闭；面部及手脚不停地抽动，或是突然全身松软无力；严重者大小便失禁。痉挛时间可从数十秒到数十分钟。发作过后患儿一般精神状态良好，少数患儿有嗜睡表现。

急救办法

1. 立即将患儿平卧在通风凉爽处，脱去厚衣物，解开衣扣、腰带，头侧向一边，清理口腔异物，保持气道通畅。有条件者可吸氧。

2. 可用物理方法降温，如用冷毛巾敷在患儿前额、腋下、肘窝、腹股沟处，或用30%～50%的酒精擦拭腋下、后背及四肢内侧。

3. 用手指掐按人中穴、印堂穴、合谷穴、内关穴。

4. 呼吸停止时应立即进行口对口人工呼吸，并拨打"120"急救电话。

⊕▶ 儿童过度换气综合征

儿童过度换气综合征是急性焦虑引起的生理、心理反应，发作时患者会感到心跳加速、心悸、出汗。患者会因为感觉不到呼吸而加快呼吸，导致二氧化碳不断被排出而浓度过低，引起次发性的呼吸性碱中毒等症状。

病情判断

1.患儿发病前有精神创伤史，或精神紧张、过度劳累。

2.发病时呼吸加深、加快，患者自觉呼吸费力。

3.有胸闷、压迫感或窒息感，可有胸痛、心悸、心动过速等。

4.四肢末端及颜面麻木，手足抽搐，肌肉痉挛甚至强直，也可有头痛、头晕、意识障碍。

急救办法

1.让患儿离开令其感到压力的情境（如争吵的现场），转移到通风、有阳光或让人心情平静的地方。

2.安慰患儿，告诉他已经离开刚刚的情境了，现在很安全，减轻其精神负担，消除恐惧心理。

3.对于焦虑症状较明显的患儿，可适当使用镇静剂。

4.如果5～10分钟之后，情况仍没有好转，需送往医院诊断是否患有其他内科疾病。

痱子

痱子是夏季或炎热环境下常见的表浅性、炎症性皮肤病。痱子是由汗孔阻塞引起的，多发生在颈、胸背、肘窝等部位，儿童可发生在头部、前额等处。生了痱子后皮肤瘙痒，有时还会有一阵阵热辣的灼痛等症状。

急救办法

1.让孩子到阴凉的房间里坐下，脱掉衣服，用温水由上而下擦拭他的身体。

2.用柔软的浴巾擦拭到半干时，涂上炉甘石膏。

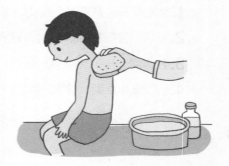

! 注意事项

1. 保持皮肤清洁。预防痱子要讲究卫生，勤用温水洗澡，保持皮肤清洁干燥，使汗孔开张通畅，洗后可涂抹爽身粉。

2. 合理选择衣物。建议给孩子穿宽松、吸水和通风感好的棉麻制品，少穿化纤衣物，及时更换汗湿的衣服，保持皮肤清洁。

✚ 水痘

由水痘带状疱疹病毒所引起的急性传染病，皮肤黏膜上会分批出现斑疹、丘疹、水疱和痂疹，本病多见于小儿。

病情判断

1. 任何年龄的人均可感染水痘，其中婴幼儿和学龄前儿童发病较多。

2. 由水痘带状疱疹病毒感染所致，常发于初春、冬末，通过直接接触、飞沫、空气传播。

3. 轻症病患者痘形小而稀疏，颜色红润，疱内浆液清亮，伴有轻度发热、流涕等症状；重症病患者痘形大而稠密，颜色赤紫，疱浆较混浊，伴有高热、烦躁等症状。

急救办法

1. 发现水痘患儿应及时送医院就诊，做好隔离措施，隔离期限为从发病到皮疹全部结痂为止。应注意卧床休息，加强护理，勤洗手，把指甲剪短，避免抓破皮疹引起继发感染。

2. 患水痘的小儿注意饮食调养，多吃清淡易消化的食物，多饮开水，忌食辛辣、油腻食物。

3. 中医治疗：金银花12克，甘草3克，水煎，连服3天。皮肤抓破的患儿，可用青黛散外敷。

4. 西医治疗：主要是对症处理，如瘙痒较重者可口服盐酸异丙嗪（非那根），局部擦涂炉甘石洗剂。发热、头痛患者给予解热镇痛药。如果头痛剧烈，应及时送医院就诊。

⊕▶ 疝气

疝气是腹内脏器由正常位置经腹壁上孔道或薄弱点突出而形成的包块。突出物常见的是小肠，所以也叫"小肠串气""肠脱出""小肠疝"。一般在下腹部、大腿根部的部位（即"腹股沟"）突出，所以也叫"腹股沟疝"。

病情判断

1. 疝气多是因咳嗽、喷嚏、小便不畅、便秘、小儿过度啼哭等原因引起。

2. 疝气的症状最主要的是在腹股沟区，可以看到或摸到肿块。除了可以看到或摸到肿块外，有些小孩会有便秘、食欲缺乏、吐奶等现象，也有些可能会变得易哭、不安等。阴囊疝气过大则会引起行动不便。

3. 儿童疝气在1岁以内是有可能自愈的，但1岁以后的疝气就不可能自愈了，应该手术治疗。

急救办法

1. 当疝气初发时，让患儿平躺好，然后用手把肿物送回腹腔内，送回时可听到"咕噜"一声。

2. 安慰患儿别哭，因为哭时腹部压力增加，很难进行还纳。

3. 可用喂牛奶或洗澡等方法来安抚患儿，有时通过洗澡也可以治好疝气。

4. 病情严重的儿童应及时去医院治疗。

✚ 体温过低症

当体温下降时，可发生体温过低症；如果体温下降得很低，就会发生重度体温过低症，这是很危险的。儿童发生这种情况，通常是因为在寒冷的室外停留时间过长，或掉进过冰水里。

➤ 急救办法

1. 如果孩子能行走，洗一个热水澡，当他的肤色恢复正常时，扶他出来，迅速擦干身体，并用热浴巾或毯子包裹住。

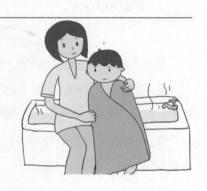

2. 给孩子穿上温暖的衣服，盖上厚毯子，卧床休息。保证房间暖和，还可以给孩子喝热水或热可可之类的热饮。

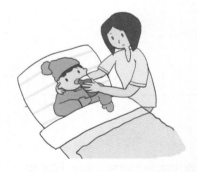

ⓘ 注意事项

1. 不要让孩子独处，除非孩子的体温和皮肤颜色已经恢复正常。

2. 不要将直接的热源，如热水袋贴近皮肤，必须给孩子逐渐复温。

意外流产

妊娠不足28周，胎儿体重小于1000克，而自然终止妊娠者，称为意外流产。发生在孕12周以前称早期流产，发生在12周以后称晚期流产。意外流产给女性带来的伤害很大，务必及时正确处理。

病情判断

1. 先兆流产：阴道少量出血，色鲜红或褐色，伴轻度下腹痛或腰酸下坠感，宫颈口未开。

2. 难免流产（指流产已不可避免，由先兆流产发展而来。）：阴道流血量增多，阵发性腹痛加剧，宫颈口大开，羊水流出，可见胚胎组织。

3. 不全流产：妊娠物部分已排出体外，尚有部分留在子宫内，子宫收缩差，阴道流血多且持续不止，阵发性腹痛。

4. 完全流产：全部妊娠物已自宫腔内排出，阴道流血逐渐减少，腹痛感明显减轻。

5. 过期流产：胚胎或胎儿在宫内死亡2个月以上尚未排出，阴道流血可有可无，可多可少。

6. 习惯性流产：连续3次或以上流产。

急救办法

1. 让孕妇躺在床上休息，注意对其进行心理安慰。

2. 拨打"120"急救电话，向医生说明孕妇的症状，询问医生在等待救护车期间应如何处理。

3. 意外流产容易导致女性出现多种子宫并发症，一定要去正规医院进行详细的检查和治疗，切勿掉以轻心。

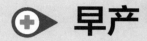 早产

早产是指妊娠满28周但不足37周的分娩者，此时娩出的新生儿称为早产儿，体重1000～2499克。国内早产占分娩总数的5%～15%。早产的原因有多种，而且根据早期、中期、晚期等时间段的不同，原因各异。

病情判断

1. 孕妇感到腹部阵痛。痛感由后腰部开始蔓延至下腹部，初期为每30分钟痛1次，随后间歇时间缩短，越来越频繁，痛感逐渐加剧。

2. 阴道流出清亮的羊水，这是由胎膜破裂所导致的。

3. 阴道可能渗出少量鲜血。

急救办法

1. 家人应立即拨打"120"急救电话，如果离医院较近，立即送孕妇去医院救治。

2. 来不及去医院，可让产妇平卧在干净的卧具上，采取胸式浅呼吸，以减轻阵痛。

3. 当胎儿的头、肩部露出时，用双手轻轻托住，使其慢慢娩出。

4. 胎儿落地一定啼哭，如不啼哭，多因嘴里有羊水，应当吸出。

5. 待脐带不搏动时，在距婴儿腹部数厘米处用消毒线结扎，最好等医生来切断脐带。

6. 如果婴儿没有呼吸，应做口对口人工呼吸。

✚ 妊娠高血压综合征

妊娠高血压综合征，简称妊高征，是妊娠期特有的疾病。患者在妊娠20周以后，出现高血压、蛋白尿、水肿等症状，严重时出现抽搐、昏迷、心肺肝肾衰竭等症状，甚至有可能发生母婴死亡的意外。

病情判断

1.轻度妊高征。血压大于等于140/90毫米汞柱（1毫米汞柱≈0.133千帕），或较基础血压升高30/15毫米汞柱，可伴有轻微蛋白尿及水肿。

2.中度妊高征。血压超过轻度妊高征，范围小于等于160/110毫米汞柱，蛋白尿（＋），可伴有水肿，患者无自觉症状。

3.重度妊高征。①先兆子痫：血压大于等于160/110毫米汞柱，蛋白尿（＋＋），24小时尿蛋白量超过5克，可有水肿，并出现头痛、眼花、胸闷等症状。②子痫：在先兆子痫的基础上发生全身突然抽搐、昏迷，发作时眼球固定、瞳孔散大，全身肌肉强直，牙关紧闭，口吐白沫，呼吸暂停，面色青紫，0.5～2分钟后全身肌肉强烈抽动，继而昏迷。

急救办法

1.轻度妊高征时，让孕妇左侧卧位休息，饮食宜选富含蛋白质、易消化的食物，补充钙、铁。

2.中度以上妊高征应紧急住院治疗，防止子痫及并发症发生。

3.孕妇发生抽搐时用筷子缠上纱布放置在上下臼齿间，尽快送医院救治。

4.妊高征严重者，须听从医生的建议，适时终止妊娠，以免危及生命。

✚▶ 产后出血

　　胎儿分娩后24小时内出血量超过500毫升者，称为产后出血，多发生于产后2小时内。晚期产后出血是指分娩24小时以后，在产褥期内发生的子宫大量出血，多见于产后1～2周。产后出血是导致孕产妇死亡的四大原因之一。

▷ 病情判断

　　1.胎儿分娩或胎盘娩出后，阴道出血，可为短期内大出血，亦可长时间持续少量出血，或阴道出血不多但子宫底增高，宫腔内积血。

　　2.产妇自觉头晕、心慌、恶心，继而出冷汗、口渴、打哈欠、面色苍白、呼吸短促、烦躁不安、脉搏细弱、血压下降，出现休克早期症状。

▷ 急救办法

1.胎盘娩出前出血量多，要尽快剥离出胎盘。

2.胎盘娩出后出血量多，应检查子宫颈、阴道壁是否有损伤。

3.按摩子宫底，刺激子宫收缩，或者按摩、针刺合谷穴、三阴交穴、足三里穴。

4.如出血不止，可用右手拇指、示指及虎口于产妇耻骨联合上方压迫子宫动脉，辅助止血，或于子宫底上方用手压向后腹壁，压迫主动脉止血。如有条件可使用缩宫剂。

5.休克症状出现时，立即给予休克急救措施，并迅速送往医院救治。

✚ 急性乳腺炎

　　急性乳腺炎是乳腺的急性化脓性感染，是乳腺管内和周围结缔组织炎症，患者多是产后哺乳的女性，尤以初次生产的产妇更为多见。急性乳腺炎可发生在哺乳期的任何时间内，但以产后3～4周最为常见，故又称产褥期乳腺炎。

病情判断

1. 患者感觉乳房疼痛，局部皮肤出现红点或红线。

2. 随着炎症的发展，患者可有寒战、高热、脉搏加快等症状，患侧淋巴结肿大、压痛。

3. 局部表现可有个体差异，一般情况下，起初呈蜂窝织炎样表现，数天后可形成脓肿。脓肿向外溃破，深部脓肿还可浸至乳房与胸肌间的疏松组织中，形成乳房后脓肿。感染严重者，可并发脓毒症。

急救办法

1. 患侧乳房要暂停哺乳，用手掌侧面按摩乳房，由乳房外周顺乳管向着乳头方向轻轻按摩。

2. 用吸奶器尽量吸出淤积的乳汁，用乳罩托起乳房可减轻疼痛。

3. 早期可冷敷乳腺消肿止痛，稍后可用浓度为25％的硫酸镁湿热敷，以促进炎症消退。

4. 外敷鱼石脂软膏或用中药如仙人掌汁、捣烂的鲜蒲公英敷贴可减轻肿胀，并起到消炎、止痛的作用。

5. 及时去医院诊断治疗。

⊕▶ 倒经

月经期，子宫以外部位，如鼻黏膜、胃、肠、肺、乳腺等出血，称为倒经，亦称"代偿性月经""周期性子宫外出血"。倒经多见于青春期女性，反复发作不愈，往往会导致月经周期紊乱，严重者会引起贫血症而影响身体健康。

病情判断

1.月经量少，甚至无月经。

2.除阴道流血外，鼻子或口腔也会流少量的血，有些人还可出现外耳道流血、眼结膜出血、吐血、便血等，持续天数不等，多发于月经来潮前1～2天或行经期间，且与月经来潮相似，具有周期性。

3.常伴有全身不适、精神不畅、烦躁不安、下腹部胀痛等症状。

急救办法

1.患者出现鼻出血或吐血时，可让患者坐在椅子上，头向后仰。

2.用冷毛巾敷于前额和鼻梁骨上。

3.用手指分别按压鼻翼两侧的迎香穴，可起到止血的功效。

4.服用中西药调理止血。

5.积极治疗的同时还要改善生活规律，使月经恢复正常。患者平时饮食宜清淡，不宜食用辛辣刺激及煎烤的食物，以免伤阴津，引血妄行。

✚▶ 老人低温烫伤

低温烫伤是指虽然基础温度不高，但皮肤长时间接触高于体温的低热物体而造成的烫伤。当皮肤接触近60℃的温度持续5分钟以上时，就有可能造成低温烫伤。老年人皮肤功能退化、感觉迟钝、行动不灵活，使用热水袋时极易发生低温烫伤。

病情判断

1.低温烫伤常发生在人体下肢。由于是低温热源的持续作用，损伤不仅限于皮肤浅层，会逐渐发展为真皮深层及皮下各层组织烫伤。

2.低温烫伤和高温引起的烫伤不同，创面疼痛感并不明显，仅在皮肤上出现红肿、水疱、脱皮或者发白的现象，面积也不大。烫伤皮肤表面看上去伤势不太严重，但创面深，严重者甚至会造成深部组织坏死，如果处理不当，严重者会发生溃烂，长时间都无法愈合。

急救办法

1.立即用凉水对着烫伤处冲5～10分钟，或者用凉毛巾、冰袋进行冷敷。

2.不要用酱油或牙膏涂抹烫伤处，这样容易引起烫伤处感染。

3.及时就医诊治。低温烫伤的严重程度难以用肉眼辨别，严重者无法通过局部换药治愈，有可能需要手术切除坏死组织，应尽早寻求专业治疗，以免延误病情。

✚ 老人跌倒

跌倒是我国伤害死亡排名第四位的原因，而在65岁以上的老年人中则为首位。老年人跌倒死亡率随着年龄的增长而急剧上升。除了导致老年人死亡外，跌倒还会导致残疾，并且会给老年人带来恐惧心理，降低其活动能力。

病情判断

1. 有些疾病会导致老人突然跌倒，如心脏病、高血压、低血糖等疾病发作时，会出现头晕、晕厥等情况，导致老人跌倒，同时还可能发生各部位的跌伤。

2. 一些非疾病的原因，如走路绊倒、被撞倒，以及由于紧张、惊吓而诱发心脏病、高血压急症也有可能导致老人跌倒。

急救办法

1. 判断意识前，不要轻易移动患者。轻拍老人双肩，分别在双侧耳畔大声呼喊，如老人无任何反应，应用5~10秒观察胸部是否有起伏，以判断呼吸是否存在。

2. 如果老人意识丧失却有呼吸，应将其摆放成稳定侧卧位，检查口腔中是否有呕吐物，用手指清理干净。并拨打"120"急救电话。

3. 如果老人意识丧失，呼吸也停止或呈喘息样呼吸，应立即做心肺复苏术，并叫人拨打"120"急救电话。

4. 如果老人意识清楚，应询问其跌倒的情况，有无头晕、心慌、胸痛等。检查有无局部外伤，及时采取相应的止血、包扎、固定等措施。若伤势较严重，请及时拨打"120"急救电话。

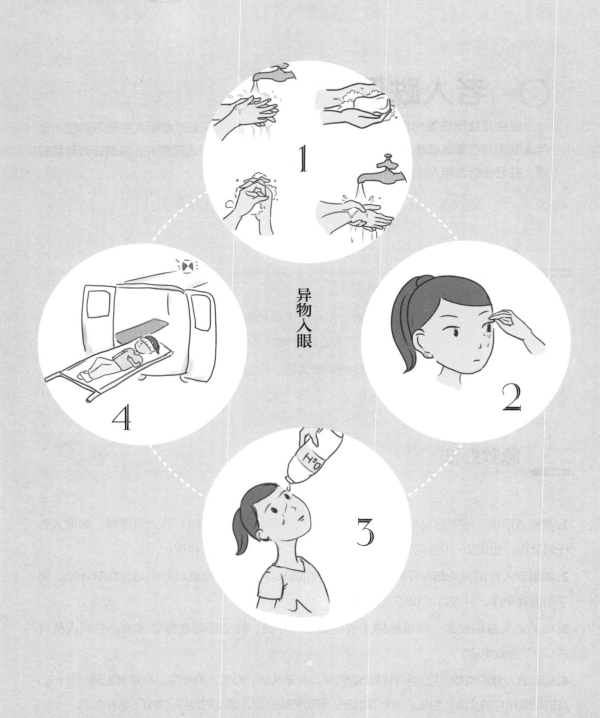

异物入眼

第五章

学习 · 急救 · 守护 · 家人

意外伤害的家庭急救

意外伤害是指因意外事件导致身体受到的伤害，包括触电、溺水、食物中毒、烧伤、烫伤、冻伤、切割伤等。意外伤害往往发生得较为突然，所以要立即采取正确的急救措施，将伤害程度降到最低，否则会让患者留下终身遗憾，甚至失去生命。

⊕ 触电

　　触电是由于人体直接接触电源，导致一定量的电流通过人体，致使全身性或局部性组织损伤与脏腑功能障碍，甚至死亡。触电时间越长，机体的损伤越严重。误触电路、设备漏电及火灾、雷电、地震、大风等自然灾害，都有可能引发触电。

病情判断

　　1.轻者受到惊吓，出现局部麻木、头晕、心悸、面色苍白、四肢无力、惊恐呆滞等。

　　2.重者立即出现昏迷、强直性肌肉收缩、抽搐、心律失常、休克、心跳及呼吸微弱，呈现"假死状态"，或心脏停搏、呼吸停止。电击部位皮肤被电灼伤、焦化或炭化，并有组织坏死。如从高处跌下，可伴有脑震荡，头、胸、腹外伤或四肢骨折。

急救办法

1.立即使触电者脱离电源，但需注意方法：①如果触电位置距离电源开关或电源插座较近，可立即拉电闸或拔出插头；②如果位置较远，可用带有绝缘柄的电工钳或有干燥木柄的斧头切断电线，或用干木板等绝缘物插到触电者身下；③如果是漏电的电线直接接触到触电者，可用干燥的衣服、手套、绳索、木板、木棒等绝缘物品拉开触电者或拉开电线。

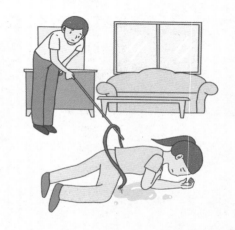

2. 如触电者已发生心脏停搏，应立即进行心肺复苏术，同时拨打"120"急救电话。

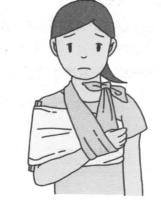

3. 对于电灼伤、出血、骨折等，应进行止血、包扎、固定等处理。

4. 即使触电者心跳存在、意识清楚，但自觉头晕、心慌、面色苍白、全身无力等，也应及时拨打"120"急救电话送医院观察，以防24~48小时内发生包括心脏停搏在内的迟发性反应。

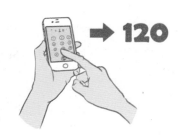

⚠ 注意事项

1. 在确认电源已完全切断之前切勿盲目施救，以免造成抢救者不必要的伤亡。

2. 如果触电者的衣服是干燥的，并且不贴身，可以用一只手抓住其衣服，拉离电源。但千万不要触摸触电者的皮肤和鞋。

3. 高压触电的现场救护非常危险，在确定电源已被完全切断之前，任何人都必须远离高压电缆18米以上。

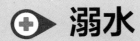

溺水

溺水是由于大量的水灌入肺内或遇冷水刺激引起喉痉挛，造成窒息或缺氧的紧急意外。若抢救不及时，4～6分钟内即可导致溺水者死亡。对于溺水的抢救必须争分夺秒，第一时间应给予现场急救，而不是送往医院。

病情判断

1.轻者：落水时间短，口唇及四肢末端出现青紫、面部水肿、四肢发硬、呼吸浅表，出现窒息缺氧现象。

2.重者：落水时间长，1分钟内即出现低氧血症，面色青紫、口鼻腔充满血性泡沫或泥沙、四肢冰冷、昏迷不醒、瞳孔散大、呼吸停止。

ⓘ 注意事项

1. 溺水后容易出现肺炎、心力衰竭等威胁生命的并发症，即使溺水者情况好转，也要及时送往医院进行检查和治疗。

2. 没有经过专业训练的抢救者不宜贸然下水施救，可先将系好绳子的游泳圈扔给溺水者，或是用长木杆搭救溺水者。

3. 未成年人不宜下水救人，应大声呼救并立即拨打"110"和"120"来求助。

4. 抢救者要注意，千万不要让溺水者紧紧抱住自己；万一被抱住，抢救者可以先让自己下沉，等溺水者松手后，再进行救助。

急救办法

1.有能力下水施救的抢救者，下水前要尽可能将衣服和鞋子脱掉，从溺水者背部靠近，一只手抱住溺水者的脖颈，用另一只手划水。如果溺水者已经处于虚脱状态，抢救者可以靠向溺水者的头部，将其拖拽到岸边。

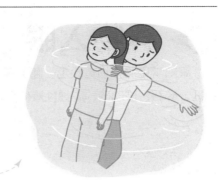

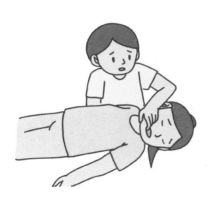

2.迅速将溺水者平放在地面上，头偏向一侧，撬开其口腔，清除口、鼻内的异物，松解衣领、纽扣、内衣、腰带、背带，保持呼吸道畅通，同时注意保暖。

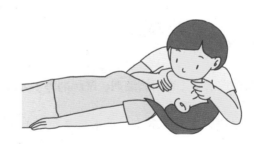

3.对溺水者进行人工呼吸、胸外心脏按压，直至判断情况好转或死亡，在送往医院的过程中也不能停止。

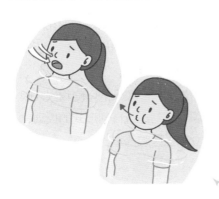

4.如果是自己落水，切勿举手挣扎，应仰卧，使头向后，口鼻向上露出水面；呼气浅，吸气深，可勉强浮起，等人来救。

⊕► 异物入眼

眼部常见的异物有沙尘、睫毛等，一般没有明显的危害。造成较严重伤害的异物有锐器、碎石、玻璃碴、腐蚀性液体等。

病情判断

异物入眼主要会有以下不适症状：眼痛、灼热感、流泪、眼睛发红、对光敏感、眼部有异物感、视力减退等。

急救办法

腐蚀性液体（家用清洁剂、洗厕剂等）入眼

1.尽快用大量清水（自来水或蒸馏水）冲洗受伤的眼睛。

2.冲洗时不要让水溅到患者未受伤一侧的眼睛及皮肤上，也不要溅到抢救者的身体上。

3.冲洗后用干净纱布盖住受伤一侧的眼睛，及时送往医院治疗。

ⓘ **注意事项**

1.一般异物如昆虫、沙尘、铁屑等进入眼内，多数是黏附在眼球表面上，因此切忌用手揉擦，否则会使眼角膜受损。

2.如果是较大的坚硬物嵌入眼角膜，切勿进行任何形式的拨动，应立即送医院治疗。

可去除的异物（沙尘、睫毛等）入眼

1.抢救者用肥皂和清水洗净自己的双手，并擦干。

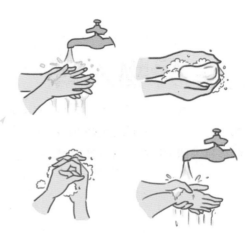

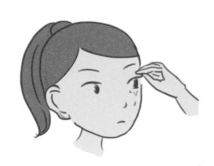

2.把患者的上眼皮轻轻拉起盖住下眼皮一会儿，利用下眼皮将藏在上眼皮内的细小异物拔去。

3.如果异物没有去除，可用容器将干净的水倒入患者张开的眼中，冲走异物。

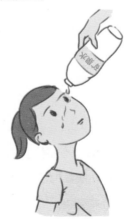

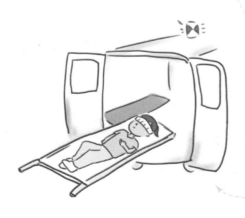

4.如上述方法均未奏效，切勿再尝试处理，此时用干净纱布轻轻盖住患者的眼睛，尽快去医院治疗，途中尽可能保持仰卧。

异物入耳

异物入耳会阻塞耳道，引起疾病。此种情况多见于儿童，因此要加强对儿童的看管和教育，避免其打闹时将异物塞入耳中。此外，有些人喜欢用棉花棒清洁耳朵，有可能会在耳内留下棉花。野外环境中，一些昆虫也有可能飞入或爬入耳中。

病情判断

患者一般会出现耳鸣、耳痛、耳内瘙痒、听力下降、眩晕、反射性咳嗽等症状。

急救办法

1.如果是昆虫入耳，抢救者可一手拉起患者的耳郭，另一手拿手电筒照着耳道，吸引昆虫爬出来。或者用37℃的温水灌入耳中，令昆虫逃出或浮出来。

2.如果是沙土、煤渣等固体异物入耳，可让患耳向下，用手轻轻地拍打另一侧耳郭，使其掉出。

3.如以上方法均未奏效，应立即送往医院治疗。

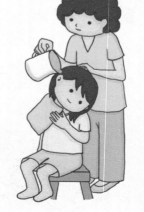

! 注意事项

如果是球形异物进入耳道，如玻璃球等，不要用镊子取，以免在取的过程中滑脱，反而将异物送入耳道深处。

✚ 异物入鼻

异物入鼻多发生于儿童。儿童嬉戏时，有时会将豆类、纽扣、橡皮等小物体塞进鼻腔内。此外，小飞虫偶尔也会飞入鼻腔。进食时大笑或口含食物打喷嚏，也有可能导致食物呛入鼻腔。

病情判断

鼻腔黏膜红肿，鼻腔有脓性分泌物；未感冒但出现鼻塞，而且鼻涕恶臭；若异物留存时间过长，鼻黏膜可出现糜烂、假膜等不良现象。

急救办法

1. 首先询问患者将何种异物塞入鼻孔，然后用手电筒照射鼻孔并查看。告诉患者用嘴呼吸，不要用鼻呼吸，以免将异物吸入气管。

2. 如果异物有一部分露在外面，可以轻轻将其捏出，但不能勉强，以免损伤鼻腔。

3. 如果鼻腔内异物较小，位置不深，可通过擤鼻动作将异物擤出。

4. 也可让患者嗅胡椒粉，诱使其打喷嚏，也可将异物排出。

5. 豆粒、花生等误入鼻孔，可先往鼻孔里滴几滴食用油，然后用手堵住两耳和没被堵塞的一侧鼻孔，让患者用力向外喷气，使异物滑出。

6. 如果异物不能擤出，应该及时去医院就医。

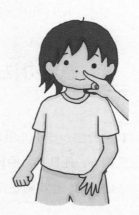

吸入异物

吸入异物是常见的凶险性意外事故，据统计，7岁以内儿童多见，尤其以刚学会走路到2岁间的小儿发病多，死亡率高。当小儿口中含物说话、哭笑和剧烈活动时，容易将口含物吸入气管内引起气管阻塞，导致窒息。

病情判断

小儿的病情视异物性质和梗阻程度而异，大多会有以下过程。①起病急骤者：可因异物突然经喉进入气管，呼吸道黏膜受刺激而出现剧烈呛咳、喉部喘鸣或喘吼；②异物卡在喉部者：除上述喘吼性咳嗽外，多伴随声音嘶哑、失声，呼吸困难和面色青紫明显等症状，严重者如不及时治疗，则可因呼吸道窒息而死亡；③异物继续下滑者：上述症状可能减轻或消失，继而因异物在局部停留稍久，刺激局部，并堵塞支气管，分泌物不能排出，局部出现炎症，小儿会出现咳嗽加剧，有时会伴发热、呼吸困难、咳脓痰或咯血等症状。

急救办法

1.拍背法：让小儿趴在抢救者膝盖上，头朝下，托其胸，拍其背部4下，使小儿咳出异物，也可将患儿倒提拍背。

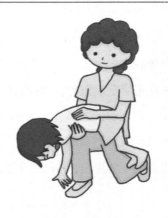

2.催吐法：用手指伸进口腔，刺激舌根催吐，适用于较靠近喉部的气管异物。

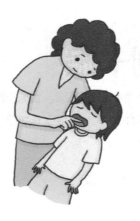

3.迫挤胃部法：抢救者抱住患儿腰部，用双手示指、中指、无名指压其上腹部，用力向后上方挤压，压后放松，重复而有节奏地进行，以形成冲击气流，把异物冲出。

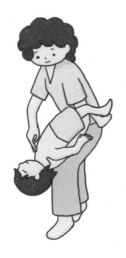

> **!** **注意事项**
>
>   **1.**注意不要尝试盲目用手指挖取患儿口中的异物。尝试一分钟仍无法取出异物时，应及时求救。
>
>   **2.**常见吸入的异物有花生米、瓜子、枣核、小玩具、果冻、钮扣、硬币等，家长应将这些物品存放在孩子不容易够到的地方。

4.上述方法未奏效时，应分秒必争尽快将患者送往医院耳鼻喉科，在喉镜或气管镜下取出异物，切不可拖延。如呼吸停止则给予口对口人工呼吸。

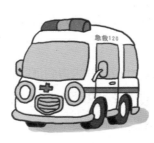

✚▶ 鱼刺卡喉

　　吃鱼时，不慎将鱼刺卡在咽部、食管的情况经常发生，较小、较软的鱼刺，有时可能随着连续的吞咽动作自然地滑下。但如果鱼刺较大或吞咽后没有排出，就需要采取一定的急救措施。

急救办法

1.如果感觉局部疼痛，可令患者张开嘴，用小勺将舌头压低，再用手电筒照亮咽部。

2.仔细检查咽部，如果发现鱼刺，用镊子夹出即可。如果看不到鱼刺，应及时去医院治疗，切勿自行尝试其他方法。

ⓘ 注意事项

　　1. 千万不能让患者囫囵吞咽大块馒头、烙饼、米饭等食物。这样做有可能使鱼刺更加深入，更加不易取出，甚至导致邻近的大血管被刺破出血，危及生命。另外，也有可能造成邻近组织的感染。

　　2. 有人认为醋能软化鱼刺，此说法并未得到证实，而且喝醋并不能使醋浸泡在鱼刺处，因而不太可能起到软化的作用，故不宜使用此方法。

　　3. 无论用何种方法，将鱼刺"推向下方"都是不可取的，尤其对于较大的鱼刺及倒着卡入的异形鱼刺，非常有可能刺伤消化道。

勒颈窒息

在绳子、藤条比较多的地方，调皮贪玩的小孩有时会因乱跑而导致颈部被勒住。如果被勒住的小孩继续挣扎，就可能导致窒息的发生。

急救办法

1. 立刻取下勒在孩子颈上的系带。

2. 将两个指头放在其颌骨处，抬高下颌；另一只手放在前额处，头向后仰，使呼吸道畅通，并倾听呼吸音10秒钟以上。

3. 如果孩子有呼吸，将其摆成恢复体位；如果没有呼吸，准备实施心肺复苏术，并让人打"120"急救电话叫救护车。

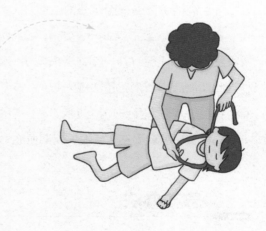

⚠ 注意事项

1. 如果孩子是被吊起来的，解开绳子或带子的同时要托起他的身体。

2. 等待救护车的同时，继续检查呼吸与脉搏。

酒精中毒（醉酒）

酒精（乙醇）中毒是日常生活中最常见的中毒之一，俗称"醉酒"，由于一次性饮用大量酒精饮品，导致中枢神经系统的兴奋及抑制状态，以及呼吸、循环系统功能紊乱，重者可因呼吸中枢麻痹而死亡。

病情判断

急性酒精中毒的表现可分为三期。①兴奋期：眼部充血、面部潮红或苍白、头晕、呕吐、言语增多、言语含糊不清或出现暴力行为，有些人表现为嗜睡。此期血液中酒精质量浓度为0.5～1.5克/升。②共济失调期：动作笨拙、步态不稳、语无伦次、血压增高、嗜睡。此期血液中酒精质量浓度为1.5～2.5克/升。③抑制期（昏迷期）：意识不清或丧失、面色苍白、皮肤湿冷、口唇微紫、心率增快、血压下降、瞳孔放大，重者抽搐、昏迷、大小便失禁、呼吸衰竭甚至死亡。此期血液中酒精质量浓度为2.5克/升以上。

急救办法

1.兴奋期与共济失调期的醉酒者，取侧卧位休息，保持安静，此时体温降低，应注意保暖，避免受凉。

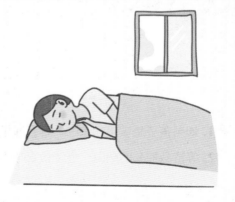

2.可吃些梨、橘子、西瓜、萝卜等食物，有解酒作用，并能补液利尿。

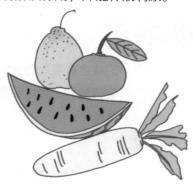

3.兴奋期和共济失调期可以催吐，减少机体对酒精的吸收；昏迷期禁止催吐或口服洗胃，以免导致窒息。

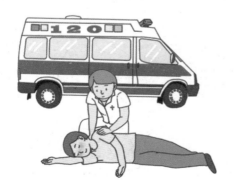

筷子

压舌板

刺激舌根催吐

4.必要时及时拨打"120"急救电话。如醉酒者呼吸停止、心脏停搏，应立即进行心肺复苏术。

⊙ 120 ⊙

⚠ **注意事项**

1.当发现醉酒者出现烦躁、昏睡不醒、抽搐、呼吸微弱时，已不宜自行救护，应立即送医院救治。

2.不要接近有暴力行为倾向的酒精中毒者，必要时报警协助。

食物中毒

食物中毒是由于吃了变质的或含有毒素的食物，所引发的消化系统、神经系统及全身中毒的急性病症。食物中毒又可分为细菌性食物中毒、真菌性食物中毒、化学性食物中毒，其特点是潜伏期短，突然发作。

病情判断

患者出现恶心、呕吐、腹绞痛、腹泻等症状。腹泻时大便可能带血或者黏液。患者伴有头痛、发热、脉搏细弱、血压降低、脱水等症状，严重者会出现休克、呼吸困难、昏迷甚至死亡。

急救办法

1.用手指或筷子伸向喉咙深处，刺激咽后壁、舌根进行催吐。

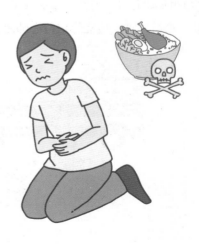

2.不可自行乱服药物，应争分夺
秒，立即送往医院抢救。

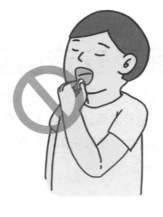

3.去医院时带上怀疑为有毒食物的样
本，或者保留呕吐物、排泄物，供化验
使用。和患者一同进餐的人也要一起去
医院进行检查。

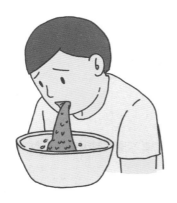

4.如果患者中毒较轻，神志清醒，可以多饮
水、葡萄糖水或稀释的果汁，避免喝奶制品或
吃油腻的食物。

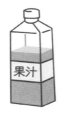

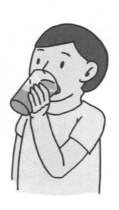

果汁

⚠ **注意事项**

1.如果是吃了变质的
鱼、虾、蟹等引起的食物
中毒，可立即取食醋100毫
升，加水200毫升稀释后一
次服下，并及时就医。

2.如果患者出现呼吸困
难甚至呼吸停止，应立即进
行心肺复苏术。

催眠及安定类药物中毒

急性催眠及安定类药物中毒，是指使用该类药物的剂量超过标准而引起的中毒，包括意外、蓄意过量服用及滥用。中毒反应主要为抑制中枢神经系统，并抑制呼吸系统及循环系统，严重者可死亡，是最常见的自杀形式之一。

病情判断

急性催眠及安定类药物中毒可分为轻度、中度和重度。

轻度中毒：嗜睡、判断力及定向力障碍、步态不稳、言语不清，可出现眼球震颤。

中度中毒：浅昏迷、呼吸浅慢，血压仍正常。

重度中毒：深昏迷，瞳孔缩小，肌张力增高，晚期全身肌张力下降、瞳孔散大、对光反射迟钝、呼吸浅慢不规则、脉搏细弱、血压下降、休克甚至死亡。

急救办法

1.检查患者的呼吸、心跳和脉搏。

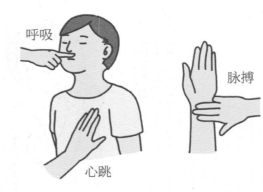

呼吸

脉搏

心跳

2.对未昏迷者，立即进行彻底催吐或口服洗胃。

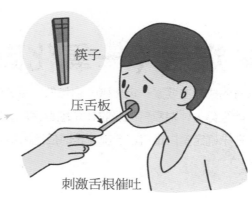

筷子

压舌板

刺激舌根催吐

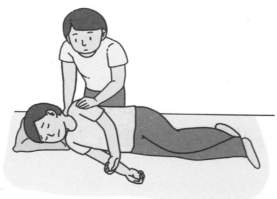

3.如果患者昏迷，将其摆放成"稳定侧卧位"（具体操作方法参见本书P036），保持呼吸道畅通。

4.及时拨打"120"急救电话。

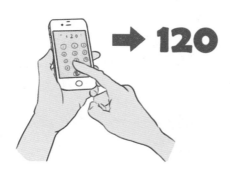

➡ **120**

① **注意事项**

1.采集和携带患者呕吐物或胃内首次洗出液、尿液、药瓶及残留药物等可供进行毒物鉴定的材料，带去医院。

2.昏迷者严禁进行催吐和洗胃。

煤气（一氧化碳）中毒

煤气的成分主要是一氧化碳，它与血红蛋白的亲和力高于氧与血红蛋白的亲和力。因此，能阻碍人体对氧气的吸收，令患者窒息，并能严重损伤大脑皮质。一氧化碳无色无味，在未确定室内毒气已全部流走时应远离现场。

病情判断

急性一氧化碳中毒按照症状的轻重通常分为三度。①轻度中毒：头晕、头痛、头胀、耳鸣、恶心、呕吐、心悸、乏力、嗜睡等。此时若及时脱离中毒环境，吸入新鲜空气即可缓解。②中度中毒：除上述症状外，还表现为面色潮红，口唇呈樱桃色，脉搏增快，昏迷，瞳孔对光反射迟钝，呼吸、血压发生变化。此时如能及时抢救，亦可恢复。③重度中毒：出现深昏迷，各种反射减弱或消失，肌张力增高，大小便失禁，呼吸浅表，血压下降，瞳孔缩小、不等大或扩大，可发生脑水肿、肺水肿、应激性溃疡、休克，甚至死亡。

急救办法

1.抢救者低姿爬行进入室内，立即打开门窗通风，同时将患者以"爬行法"（具体操作方法参见本书P111）转移至空气新鲜流通处。

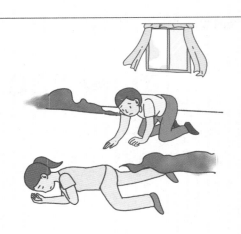

2. 如果患者昏迷，将其摆放成"稳定侧卧位"（具体操作方法参见本书P036），保持气道畅通，注意保暖。

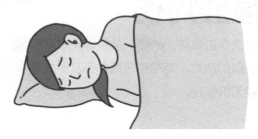

3. 立即给中、重度中毒患者吸入高浓度氧。昏迷或抽搐者，可在头部放置冰袋。

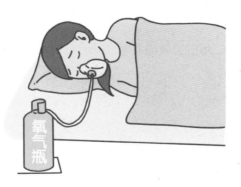

4. 及时拨打"120"急救电话，尽快将患者送至具备高压氧治疗条件的医院（较大的医院）。

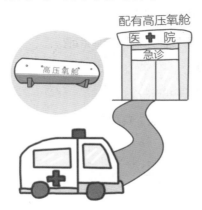

ⓘ 注意事项

1. 一氧化碳比空气轻，在人的呼吸带以上，抢救者必须低姿爬行进入现场，以防止自己中毒。

2. 在"120"医生赶到之前，如已被转移至安全环境的患者呼吸停止，应立即进行心肺复苏术。

3. 情况较轻的人，应注意保暖，并给予含糖的热饮。

强酸灼伤

　　强酸灼伤大多由硫酸、硝酸、盐酸等无机酸引起，主要是引起皮肤灼伤。灼伤的程度与皮肤接触酸的浓度、范围和伤后是否及时处理有关。此外，某些有机酸也可造成灼伤，但程度较无机酸轻。

病情判断

　　1.强酸与皮肤接触后，因细胞脱水、蛋白质凝固而阻止其向深层组织侵犯，常形成以Ⅱ度烧伤为主的痂膜，其痂皮不容易脱落。

　　2.酸灼伤引起的痂皮色泽不同：硝酸灼伤为黄色、黄褐色；硫酸灼伤为深褐色、黑色；盐酸灼伤为淡白色或灰棕色。

急救办法

1.迅速脱去或剪去污染的衣物，创面立即用毛巾揾干，再用大量流水冲洗20～30分钟。

2.冲洗后以浓度为5%的碳酸氢钠液湿敷，再用流水冲洗掉中和液。

3.清创，去除水疱，以防酸液残留继续作用。

4.创面采用暴露疗法，外涂浓度为1%的磺胺嘧啶银冷霜。

5.消化道被强酸灼伤，立即口服牛奶、蛋清、豆浆、食用植物油200毫升，严禁口服碳酸氢钠，严禁催吐或洗胃。

➕ 强碱灼伤

常见的强碱灼伤为苛性碱（氢氧化钾、氢氧化钠）、石灰（氧化钙）和氨水灼伤。这些碱性物质易溶于水或有强烈的吸水性，与水反应时可生成大量的热，从而灼伤皮肤。

病情判断

1.创面呈褐色，局部疼痛剧烈。碱能使组织蛋白溶解，还可使脂肪皂化，产生热量而使深层组织继续坏死，故创面常呈进行性加深。

2.有时皮肤表现为湿润油腻状，皮纹、毛发均在，但损伤已超过皮肤全层，所以灼伤初期往往会对伤害程度估计不足。

3.强碱类物质的蒸气对眼和上呼吸道有强烈刺激，可引起眼和上呼吸道烧伤。

4.碱烧伤后，组织损伤范围大，早期肿胀明显，失液量大，易引起休克。

急救办法

1.立即用毛巾、干布捵干，再用大量冷水彻底冲洗20～30分钟，直至创面无滑腻感。可用弱酸（浓度为3%的硼酸）进行中和，之后再用流水冲洗掉中和液。

2.强碱灼伤后需要适当静脉补液，故处理完创面应尽快前往医院。

3.消化道被强碱灼伤，立即口服食醋、柠檬汁、1%醋酸等，亦可口服牛奶、蛋清、食用植物油200毫升，严禁催吐与洗胃。

烧、烫伤

烧伤是指各种热源作用于人体后，造成的特殊性损伤。一般习惯于把开水、热油等液体烧伤称为"烫伤"。烧、烫伤在家庭的发生率较高，多发于儿童，需要立即进行正确的处理，并及时去医院就诊。

病情判断

烧伤的严重程度取决于受伤组织的范围和深度，局部的变化一般可分为Ⅲ度。

Ⅰ度：烧伤皮肤发红、疼痛、有渗出或水肿，轻压受伤部位时局部变白，但没有水疱。

Ⅱ度：皮肤上出现水疱，水疱底部呈红色或白色，充满液体，触痛敏感，压迫时变白。

Ⅲ度：伤及皮肤全层，甚至可深达皮下、肌肉、骨等。皮肤坏死、脱水后可形成焦痂，创面无水泡，蜡白或焦黄，触之如皮革，甚至已炭化。由于皮肤的神经末梢被破坏，一般没有痛觉。感觉消失；皮温低。

急救办法

1.使患者脱离热源或危险环境，置于安全且通风处。

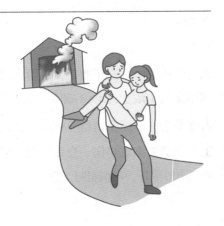

2.尽快用大量冷水冲洗或浸泡创面20分钟左右，以中和余热、降低温度、缓解疼痛。但不宜用冰敷，以免血管过度收缩而造成组织缺血。

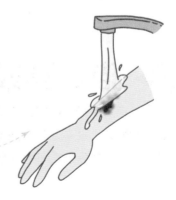

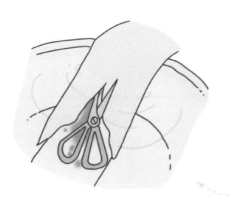

3.在水中小心地剥除戒指、手表、皮带、鞋及没有黏住伤口的衣服（如有粘连，可用剪刀沿伤口周围剪开），以减轻后续伤害。

4.Ⅲ度烧、烫患者，应立即用清洁的被单或衣物简单包扎，避免污染和再次损伤，并迅速送医院。

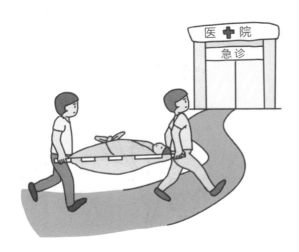

ⓘ 注意事项

1.千万不要涂抹牙膏、酱油、黄酱、碱面、草木灰等，这些物质没有治疗效果，反而会造成感染，并给入院后的诊断治疗造成困难。

2.不要将水疱挑破，以免发生感染。

3.严重烧患者可出现呼吸困难甚至窒息，对呼吸停止者需要施行人工呼吸。

⊕▶ 猫、狗咬伤或抓伤

　　猫、狗是家庭中最常见的宠物，一旦被猫、狗咬伤或抓伤，很容易导致感染，甚至染上狂犬病。即使看起来健康的猫、狗，也有5%～10%带有狂犬病毒，而人一旦感染狂犬病毒，发病后死亡率为100%，因此不可掉以轻心。

病情判断

1. 如果被生病的猫、狗咬伤或抓伤，伤口局部会有麻、痒、痛、蚁走感等异常感觉。

2. 如果感染上狂犬病毒，随着时间的推移，主要症状如下。

早期：出现周身不适、低热、头枕部疼痛、恶心、乏力等酷似感冒的症状。

后期：大脑感染病毒，出现一系列神经兴奋与麻痹症状，包括恐惧不安，对声、光、风、痛较敏感，恐水、咽肌痉挛、进行性延髓瘫痪，患者可因呼吸、循环衰竭而死亡。

急救办法

1. 立即用肥皂水不断冲洗、擦拭伤口，再用大量流动的清水冲洗，至少冲洗20分钟，同时尽力挤出污血。

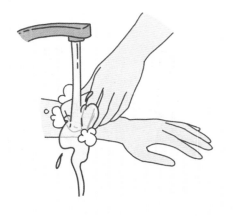

2.用浓度为2%～3%的碘酒或浓度为75%的酒精进行局部消毒。

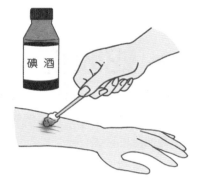

3.不要包扎伤口（除非伤及血管需要止血），应立即前往医院治疗。

4.通常，人一般分5期注射狂犬病疫苗，分别为被咬伤当日、第3日、第7日、第14日及第28日各接种1个剂量的疫苗。

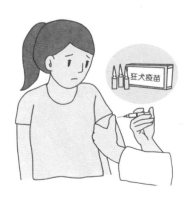

ⓘ **注意事项**

　1.猫、狗咬的伤口往往外口小、里面深，冲洗时可尽量把伤口扩大，让其充分暴露，并用力挤压伤口周围软组织。冲洗的水流要急，水量要大。

　2.狂犬病毒是厌氧的，在缺乏氧气的情况下会大量生长，因此不可包扎伤口。

　3.遵循"先清洗，再止血"的原则，不要盲目止血。

⊕▶ 蛇咬伤

　　毒蛇咬人，会将毒液注入咬伤的伤口，经淋巴液和血液循环扩散，引起局部和全身中毒，乃至威胁生命。蛇毒液的毒作用机制复杂，主要有神经毒、血液毒、混合毒等。由于毒蛇毒性甚强，若处理不慎，常危及生命。

病情判断

　　神经毒：由银环蛇、金环蛇等分泌。起初局部症状不明显，1～3小时内出现全身中毒症状，如头晕、视力模糊、眼睑下垂、流涎、言语和吞咽困难、肢体瘫痪、呼吸衰竭等。

　　血液毒：由五步蛇、蝰蛇、竹叶青蛇等分泌。局部疼痛、肿胀明显，可迅速蔓延到整个肢体，伴有出血、水疱、组织坏死等，还可伴有畏寒发热、恶心呕吐、心慌气短、心脏停搏等。

　　混合毒：由眼镜蛇、眼镜王蛇、蝮蛇等分泌。咬伤后很快出现呼吸衰竭、循环衰竭、肾功能衰竭、严重出血倾向。

急救办法

1.保持镇静

　　被蛇咬伤的患者千万不要惊慌，切勿大声惊呼、奔走乱跑，这样会加速毒液的吸收和扩散。尽可能辨识咬人的蛇有何特征，以便于后续专业医护人员进行有针对性的治疗。

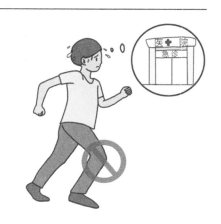

2.立即缚扎

　　用止血带或橡皮管（紧急时可用毛巾、手帕、衣服上撕下的布条）缚扎于伤口近心端上5～10厘米处，松紧程度以能通过一指为宜。每隔1小时放松一次，每次30～60秒。如果伤处肿胀严重，要检查是否绑得太紧。

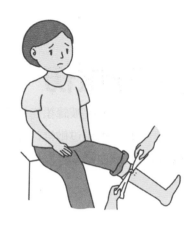

3.切开伤口

　　先用肥皂水或清水清洗伤口，再用消过毒的刀片或利器在牙痕处做长1厘米的"十"字形切口（切完不要用手挤，待血液自己流出），如有条件可用吮吸器将毒液吸出，但抢救者不宜用嘴吸出毒液，以免自己中毒。

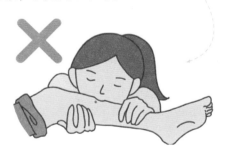

4.及时送医

　　分秒必争地将患者送往有抗蛇毒血清的医疗单位接受救治，途中可口服蛇药片，或将蛇药用清水溶成糊状涂在创口四周。

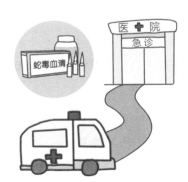

Ⓘ **注意事项**

　　被蛇咬伤后的患者切勿饮用酒、茶、咖啡、运动型功能饮料等含兴奋成分的饮料，以免加速毒液的吸收和扩散。

✚ 蜂蜇伤

外出野游时如果被蜂蜇伤，严重的可发生过敏反应，出现荨麻疹、喉头水肿、支气管痉挛等，甚至可因过敏性休克、血压下降、窒息而致命。蜂类毒液的成分复杂，可含有神经毒素、溶血毒素等。

病情判断

被蜂类蜇伤，根据症状轻重，患者会出现以下反应。

轻症者：伤口有剧痛、灼热感，有红肿、水疱形成，1～2天自行消失。如被蜇伤多处，可有发热、头晕、恶心、烦躁不安、痉挛、晕厥等症状。

过敏者：出现麻疹、口唇及眼睑水肿、腹痛、腹泻、呕吐等症状，可伴有喉水肿、气喘、呼吸困难等。

重症者：出现少尿、无尿、心律失常、血压下降、出血、昏迷等症状，甚至可因呼吸、循环等多器官衰竭而死亡。

急救办法

1. 用肥皂水或清水冲洗、消毒伤口。冲洗后以浓度体积分数为5%的碳酸氢钠液湿敷，再用流水冲洗掉中和液。

2. 用消毒针将残留在皮肉内的断刺剔出，以减轻毒性反应。

3. 可用南通季德胜蛇药，以温水溶化后涂在伤口周围。

4. 有过敏反应及休克者，应立即送入医院治疗。

水母蜇伤

水母是目前已知毒性最强的海洋生物之一，其触手表面布满能够分泌毒液的刺丝囊，在每个刺丝囊的外侧顶端都有一个针形触发器，人体若不小心接触到触发器，刺丝囊就会弹射出来，将毒液注射到接触者体表。大多数水母都带有剧毒。

病情判断

水母的触手很长，引起的皮疹多呈线状、条带状、鞭痕状、缠绕状或者锯齿状，数条至数十条不等。若全身多处被刺蜇，可有倦怠、肌肉痛及不安的感觉，还可能出现呼吸急促、胸闷、口渴、冷汗及不眠等症状。对毒素敏感者，可出现呼吸困难、肺水肿和血压下降，甚至死亡。

急救办法

1.如果在水中被水母蜇伤，不要慌张，立即上岸。水母往往成群游动，切勿继续待在水中。

2.除去附着在皮肤表面的残存刺细胞，可用干布或干沙将局部用力擦拭干净，把尚未释放的刺细胞彻底清除，也可用木片把附着的刺细胞或触手刮除，还可用无菌生理盐水冲洗伤口，以防止刺细胞激活。

3.刺细胞失活后，可涂抹剃须膏、苏打及滑石粉，等待1小时以融合刺细胞，然后用钝器（如汤勺）刮擦，也可用黏附性好的胶带将其粘掉。

4.如果患者出现休克症状，先进行抗休克处理，然后立即送往医院治疗。

冻伤

冻伤是软体组织受冻并且局部血供应减少时所形成的损伤。当皮肤温度降到-2℃时，就有可能发生冻伤。由于潮湿可加速体表散热，所以冬季湿度大的地区，冻伤发生率较高，面部是最常见的冻伤部位。

病情判断

冻伤按程度可分为四度。①一度冻伤：表现为红斑、水肿、皮肤麻痹和短暂的疼痛，皮损可以完全恢复，仅伴有轻度脱屑。②二度冻伤：有明显的充血、水肿和水疱，疱液清亮。皮损可恢复，但可留有长期的感觉神经病变。③三度冻伤：真皮层全层损伤，伴有血疱形成的蜡状、干燥、木乃伊样皮肤。组织丧失，预后不良。④四度冻伤：全层彻底丧失，包括皮肤、肌肉、肌腱和骨骼的破坏，可导致截肢。

急救办法

1.尽快将患者移至温暖的地方，使其身体迅速升温，并用御寒的衣物盖住冻伤部位，可给予热饮。

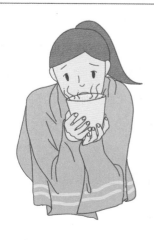

2.受冻部位不宜立即烘烤或用热水浸泡，未破溃的冻疮可用促进血液循环的药物进行局部揉擦，如10%樟脑醑或辣椒酊。

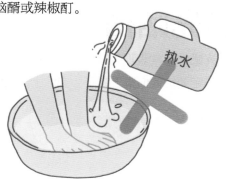

3.未破溃的部位经以上处理稍微缓解后，可用辣椒煎水局部烫洗。

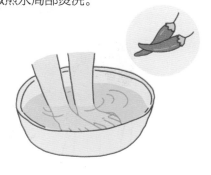

4.已溃疡时用硼酸软膏、红霉素软膏或猪油蜂蜜软膏（猪油30%，蜂蜜70%）等涂擦并包扎，同时内服末梢血管扩张剂（如烟酸）。

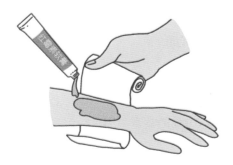

⊙ 注意事项

1.如果生活的环境较冷，或需要进入低温环境工作，应在易受冻部位涂擦凡士林或其他油脂类物质，以保护皮肤，防止冻伤。

2.不要用皮肤直接接触大块的冰，以免皮肤被冰"粘"住，家长尤其应告诫儿童。

3.如果脚部发生冻伤，尽量不要行走，以免加重对受冻组织的损害。

日光晒伤

皮肤被阳光晒伤常常表现为发红、瘙痒、触疼等症状。婴幼儿尤其容易被晒伤。所以在太阳下，一定要给他们戴上帽子，或涂上防晒油，或穿上衣服。

急救办法

1.将孩子挪到树荫下或凉爽的房间，给其喝凉开水。

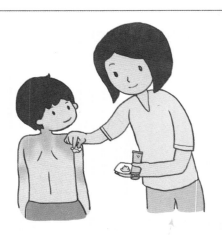

2.用炉甘石膏或其他治疗晒伤的药物涂擦皮肤，以减轻不适。

ⓘ 注意事项

1. 平时定时给孩子服用维生素 E，对预防晒伤有帮助。

2. 将一勺食盐溶解在一升水中，可制成 0.9% 的盐水，用来冷敷效果较好。

切割伤

在日常生活中，切割伤是经常发生的事，如果处理不当，会导致合并感染、发生败血症等，也会给生命带来威胁。

急救办法

1. 如果流血不止，先进行止血处理，用手指掐住近心端，每10～20分钟放松1次。

2. 伤口用冷开水或生理盐水冲洗干净，涂上75％酒精消毒，用消毒纱布包扎伤口，切忌乱上药。

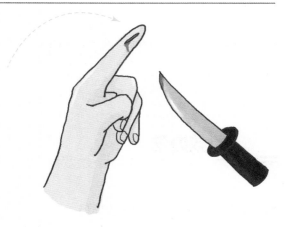

! 注意事项

1. 有一种错误的做法是用卫生纸直接覆盖伤口，伤口出血使卫生纸融成纸浆，糊在伤口内，这样会给伤口的清理带来困难。

2. 有些低劣卫生纸很不卫生，存在大量致病细菌，很容易引起感染。

擦伤

擦伤与切割伤一样，是最常见的外伤之一。切割伤是受到玻璃碎片、刀刃等锐器的划割而发生皮肤、皮下组织或深层组织的破损裂伤，伤情可轻可重。擦伤是与略粗糙的钝器形成机械力摩擦，以表皮剥脱、翻卷为主要表现的损伤，损伤一般较轻微。

病情判断

擦伤主要是表皮破损，真皮并未受损，伤处可有出血、擦痕、液体渗出及表皮脱落，属开放性伤口。

急救办法

1.让患者坐下或躺下，用一块棉垫蘸上肥皂水，轻轻擦洗受伤部位。

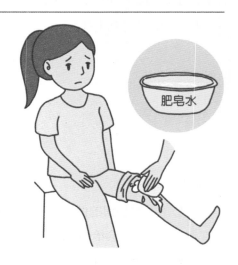

肥皂水

2.试着擦掉伤口上的污物和细砂粒。

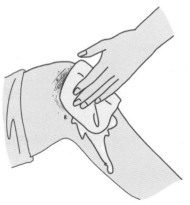

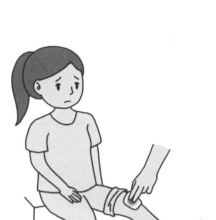

3.如有出血，可用一块干净的敷料压住伤口，进行按压止血。

4.将创可贴贴在伤处，创可贴的敷料要足够大，能覆盖伤口及其周围部位。

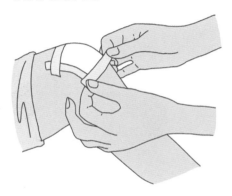

① **注意事项**

1.千万不要用棉花或有絮边、易掉毛的布料覆盖伤口，因为毛絮会粘在伤口上，延缓伤口愈合。

2.如果是伤口很深的切割伤，应尽快就医，有可能需要缝针或注射破伤风疫苗。

✚ 挤压伤

挤压伤是四肢或身体的其他部位受到压迫，造成身体部位肌肉肿胀或神经损伤的一种常见外伤，如手、脚被以砖头、石块、门窗、机器或车辆为代表的钝性物体暴力挤压；也可见于爆炸冲击所致的挤压伤；更严重的是土方、石块导致的压埋伤。

病情判断

1. 受伤部位表面无明显伤口，可有瘀血、水肿、发绀、尿少、心慌、恶心、神志不清的症状。如四肢受伤，伤处肿胀可逐渐加重。

2. 挤压伤伤及内脏可引起胃部出血、肝脾破裂出血，这时可出现呕血、咯血，甚至休克。

3. 石块等长时间挤压导致的"压埋伤"，在挤压解除后可出现以肢体肿胀、肌红蛋白尿、高血钾为特点的急性肾功能衰竭。如不及时处理，后果常较为严重，甚至导致患者死亡。

急救办法

1. 如果事故刚发生，需尽快搬开挤压身体的重物。如果被压时间超过10分钟，则不要轻易搬开重物，以免增加发生休克和内脏出血的危险，此时一边安慰患者，一边及时拨打"120"急救电话。

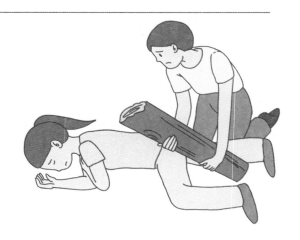

2.手和足趾的挤伤，指（趾）甲下会因血肿呈黑色，可立即用冷水、冰袋进行冷敷，以减少出血、减轻疼痛。

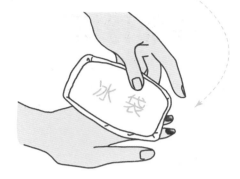

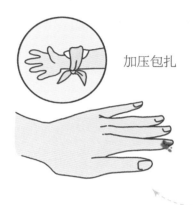

加压包扎

3.如果有出血，可用手或干净的棉垫用力压住伤口，进行压迫止血，待血止住后再进行包扎。

4.如果怀疑发生了骨折，可用夹板进行固定后及时送医，或拨打"120"急救电话，等待救援人员到来。

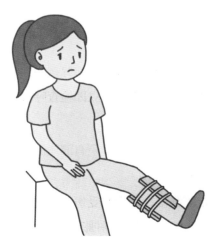

⊘ **注意事项**

1.在搬运患者的过程中，应尽量减少肢体活动，必要时可用夹板固定，并让肢体暴露在流通的空气中，切忌按摩和热敷。

2."挤压综合征"是肢体埋压后逐渐形成的，因此要密切观察，及时送往医院，不要因为受伤时无伤口就忽视其严重性。

✚ 头部骨折

　　头部骨折包括颅骨骨折和面部骨折，是指头部一块或多块骨骼发生部分或完全断裂所致的疾病。头部骨折多发生于车祸、地震、塌方、摔伤等作用于头部的意外伤害中，多由于钝性冲击引起，严重者可造成颅骨内的组织结构损伤，影响预后。

▶ 病情判断

　　1.颅骨骨折：主要表现为头部创伤或瘀伤，轻者出现头皮肿胀、裂伤，但神志清楚。重者出现颅内血肿、脑挫裂伤，伴有头痛、面色苍白、出汗、呕吐等症状，视觉、听觉、嗅觉受损，反应程度逐渐变差，双眼瞳孔大小不一或对光反应异常。

　　2.面部骨折：患者面部可能会变形，口鼻流血，脸上出现肿胀及瘀伤，还可能引起气道肿胀、流血及撕脱的黏膜阻塞，发生呼吸困难或呼吸骤停。

▶ 急救办法

1.颅骨骨折的患者如果意识清醒，可让其躺下，取下头部佩戴物，将头部垫高，进行头部包扎后送往医院。颅骨骨折的患者如果不省人事，应立即检查呼吸、脉搏，将患者摆放成稳定侧卧位，必要时进行心肺复苏术。

2.清除口鼻内的异物，保持气道畅通。若患者一侧耳朵有液体流出，应将头偏向该侧，用敷料盖住耳朵（勿塞住耳孔），并用绷带固定。

3.面部骨折的患者可将其摆放成稳定侧卧位，使没有受伤的一侧面部朝下，用软垫垫高颈部，以减轻面部压力，同时清除口鼻分泌物，可冷敷肿胀处。

上肢骨折

上肢骨折是指肩部、锁骨、上臂、肘部、尺桡骨、前臂、腕部、手部等地方的骨头发生部分或完全断裂的疾病，是最常发生的骨折之一。上肢骨折需要及时进行正确处理，以便日后维持手部动作的灵活性和协调性，恢复日常生活的活动能力与工作能力。

病情判断

1.疼痛和压痛：伤处剧烈疼痛，活动时疼痛加重，有明显的压痛感。

2.肿胀：由于出血和骨折端的错位、重叠，会有外表局部肿胀的现象。

3.畸形：骨折时伤肢会发生畸形，呈现缩短、弯曲或转向。

4.功能障碍：骨折后原有的运动功能受到影响或完全丧失，活动幅度受到限制。

急救办法

1.锁骨骨折：让患者坐下，将受伤一侧的手臂轻轻斜放于胸前，用软垫垫在受伤一侧的腋下，用"三角悬臂带"或"小悬臂带"将手臂固定于胸前，送往医院。

2.上臂、前臂及手腕骨折但肘部可以弯曲：让患者坐下，若上肢麻痹、无力，伸直手臂等到恢复，然后再用夹板固定并包扎。保持坐姿，每10分钟检查一次患者的活动能力及血液循环。

3.上臂、前臂骨折且肘部不可以弯曲：不要强行屈曲或拉直患者的手肘，让患者仰卧，将受伤的手臂放于躯干旁，放适量软垫，小心地承托固定。

4.手掌及手指骨折：用软垫保护受伤的手，再进行固定和包扎。

✛► 肋骨骨折

　　直接或间接暴力均可能引起肋骨骨折。直接暴力骨折多发生在肋骨直接受到击打的部位，尖锐的骨折端向内移位；间接暴力骨折发生在暴力作用点以外的部位，多见于肋骨角或肋骨体部，骨折端向外移位。

病情判断

1.受伤处疼痛，深呼吸、咳嗽或变动体位的时候压痛感重。

2.骨折处有压痛及挤压痛，可能有明显的伤口，也有可能听到空气吸进胸腔的声音。

3.患者有可能咳出鲜红色和有泡沫的血，更有可能内出血，甚至休克。

急救办法

1.观察患者意识是否清楚，检查呼吸及受伤情况。

2.如果伤情不严重，可用悬臂带承托伤侧手臂，尽快送往医院。

3.如果有明显的伤口，应立即用敷料盖住伤口，再用不透气的胶袋、保鲜膜、锡纸等盖在敷料上，然后在胸部与伤侧手臂之间放软垫，用悬臂带承托住，保证患者以半坐卧姿送往医院。

4.胸部有伤陷时，如果有伤口，按以上方法处理，然后放软垫于受伤部位，用悬臂带承托，再用阔带将手臂固定于胸前，让患者半坐卧，身体略向伤侧斜倾，保持这个姿势送往医院。

脊柱骨折

　　脊柱由多块脊椎骨组成，脊柱骨折的常见损伤有颈椎、胸椎、腰椎骨折。脊柱骨折最大的危险是伤及脊髓神经，一旦脊髓受伤，很有可能引起身体瘫痪，造成永久损伤。脊柱骨折发生后，如没有进行正确的固定则不要随意搬运患者。

病情判断

　　1.以下原因可导致脊柱骨折：多数由间接外力引起，如由高处跌落时臀部或足着地、冲击性外力向上传至胸腰段等；少数由直接外力引起，如房子倒塌压伤、汽车压撞伤、火器伤等。

　　2.脊柱骨折发生时会有剧烈的痛楚，肢体出现异常，例如灼热、麻痹或失去感觉，运动功能丧失，大小便失禁，呼吸困难，甚至发生休克。

急救办法

1.检查患者的意识、伤情，尤其是肢体活动是否受限。

2.如果患者昏迷不醒，检查其呼吸、脉搏，必要时进行心肺复苏术。

3.不要移动患者，除非有特殊需要，才能将患者翻转。翻转时要用适当的方法，避免对患者造成二次伤害。

4.用头颈支架加强颈部的固定，然后将患者水平抬至担架上，固定好之后再搬运。

🛈 **注意事项**

　　如不能确定患者的伤情，要第一时间拨打"120"急救电话，不要随意移动、翻转患者。

➕▶ 骨盆骨折

　　骨盆保护着很多重要的器官，如果骨盆骨折，很有可能伤及内脏，如膀胱、尿道等。严重时可能会导致内出血，甚至休克。骨盆骨折多由车祸、撞击、摩托车事故、高处坠落、严重挤压等导致，救治不当有很高的死亡率。

病情判断

　　1.骨盆骨折时，患者可能无法走动和站立，可能造成膀胱、直肠、尿道受损，引起出血，产生受伤部位疼痛、肿胀，有腹痛、腹胀、下腹疼痛加剧、排尿困难等症状。

　　2.可能有内出血，甚至休克。

急救办法

1.让患者仰卧，双腿伸直。若患者感觉膝盖稍弯曲舒服一些，可用靠垫、枕头、背包、衣物等在膝部下方垫起。

2.此时患者不宜小便，应告诉患者。

3.用三角巾将受伤部位包扎好，将患者水平抬至担架上，保持双腿屈膝，用条带将双膝固定在一起，并在膝下垫上靠垫或枕头。

4.抬起担架，将患者轻轻搬运至医院。

ⓘ 注意事项

　　将患者抬至担架上时，需要至少四个人分别同时抬起患者的头肩部、胸背部、腰臀部、双下肢，合力抬起再同时放下，始终保持患者的身体呈水平移动。

🔴 下肢骨折

下肢包括大腿、膝部、小腿、踝及脚部。下肢骨折，很有可能造成行动不便，严重者可能引起永久性损伤。下肢骨折是最容易发生的骨折之一，常见于运动损伤、车祸、高空坠落、压砸、打击、冲撞、滑倒等意外，正确的处理有助于后期恢复。

病情判断

1.下肢骨折一般会感到疼痛，出现瘀伤、肿胀，脱位会引起外侧隆起，严重者可能露出断骨。

2.小腿骨折可能出现腿部畸形，骨折线常为斜形或螺旋形，胫骨与腓骨多不在同一平面骨折，此外软组织损伤通常比较严重。

急救办法

1.大腿骨折或关节脱位：让患者躺下，按大腿骨折法进行固定，并检查足部感觉、脚趾活动能力及血液循环，送往医院。

2.膝部骨折及脱位：用枕头垫在膝下，以让患者感觉舒服为度，用软垫包裹膝盖周围，再用绷带包扎好，检查好足部感觉、活动能力及血液循环，送往医院。

3.小腿及足踝骨折：按小腿骨折法进行固定，送往医院。

4.足部骨折：抬高受伤的脚进行冷敷，送往医院。

ⓘ **注意事项**

如包扎过紧，需要松绑并重新包扎，以防造成神经、血管、肌肉等组织的损伤。

肌肉拉伤

肌肉拉伤，是肌肉在运动中急剧收缩或过度牵拉引起的损伤，在长跑、引体向上和仰卧起坐练习时容易发生，是最常见的运动损伤之一。肌肉拉伤轻者仅少许肌肉纤维扯破或肌膜分裂，重者可能导致肌肉被撕裂，甚至断裂。

病情判断

1.受伤局部疼痛、压痛，活动时加剧。

2.肌肉可能出现肿胀及剧烈痉挛，有瘀伤出现，可引起功能障碍。

3.发生肌肉断裂时，有肌肉的部位可能出现不规则的隆起或凹陷。

急救办法

1.让患者以最舒适的姿势休息，稳定受伤部位。

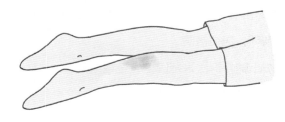

2.用冷水、冰袋敷在伤处，以减轻肿胀、瘀伤和疼痛。

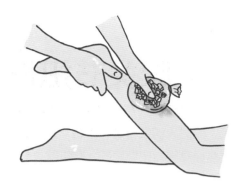

3.用较厚的软垫包裹受伤部位，并轻柔地用有弹性的绷带包扎伤处。

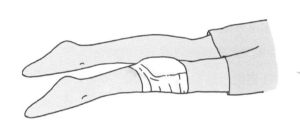

4.把受伤部位抬高至心脏水平位置，可减少肿胀和瘀伤。

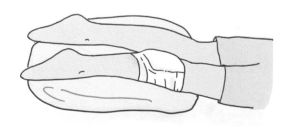

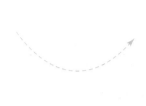

① 注意事项

肌肉拉伤严重者，如肌腹或肌腱拉断者，应抓紧时间去医院做手术缝合。

✚▶ 踝关节扭伤

踝关节扭伤在日常生活中极为常见，这是由于踝关节构造复杂、肌肉薄弱、负重大，同时人们在行走、奔跑、跳跃、运动、劳动等活动中都需要频繁使用踝关节，如果喜爱穿高跟鞋或厚底鞋，发生踝关节扭伤的概率就更大。

病情判断

1.踝关节扭伤极易判断，包括足内翻所致和足外翻所致两种。前者较为多见，主要造成踝关节外侧副韧带不同程度的损伤；后者较少发生，主要导致踝关节内侧副韧带损伤。

2.受伤部位局部可出现不同程度的疼痛、压痛明显、关节活动不灵活、肿胀、皮肤青紫，严重者可出现骨折、畸形等。

急救办法

1.立即停止行走、运动或劳动，取坐位或卧位。同时可用枕头、被褥、衣物、背包等把足部垫高，促进静脉回流，从而减轻肿胀和疼痛。

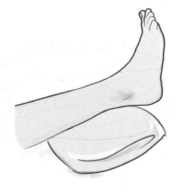

2.立即用冰袋或冷毛巾敷局部，使毛细血管收缩，以减少出血或组织液渗出，从而减轻疼痛和肿胀。

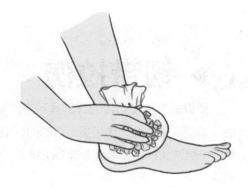

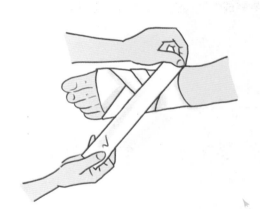

3.冷敷后，用绷带、折叠成条带的三角巾等布料做踝关节"8"字形加压包扎，使受伤的外踝形成足外翻，或受伤的内踝形成足内翻，可减轻疼痛。

4.把患者送往医院进一步诊断治疗，必要时拨打"120"急救电话。

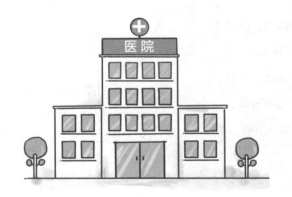

ⓘ 注意事项

1.受伤后48小时内，可每2~3小时冷敷一次，每次15~20分钟，至皮肤感觉麻即可。

2.受伤后切忌推拿、按摩受伤部位，切忌立即热敷，热敷需在受伤24~48小时后开始进行。

✚▶ 韧带拉伤

韧带是连接骨与骨的纤维样致密结缔组织，它附着于骨骼的可活动部分，但限制其活动范围以免损伤。韧带是可弯曲的，但不能超过一定的生理范围。韧带组织不易再生恢复，一旦发生损伤，早期处理非常重要，处理不当易转成慢性疾病，或遗留功能障碍。

病情判断

最容易发生关节韧带拉伤的部位在膝关节、手指关节和踝关节。关节部位疼痛，活动时痛感剧烈；关节肿胀，活动困难，可有瘀伤；关节有可能脱位。

急救办法

1.让患者立即停止运动，以最舒适的姿势休息，避免使受伤关节负重。

2.用冷水冲洗受伤部位，或用冰块局部冷敷，以减少肿胀、疼痛，每次15～20分钟，每天3或4次。

3.用绷带对受伤部位进行加压包扎，以减少出血、瘀血，绷带的松紧程度以不阻塞血液循环为宜。

4.抬高受伤部位至心脏水平位置，可减少肿胀，促进血液回流。

ⓘ 注意事项

若怀疑为韧带完全断裂或并发骨折，在加压包扎后应及时送医诊治，必要时拨打"120"急救电话。

关节脱位（脱臼）

关节脱位就是俗称的"脱臼"，是指构成关节的上下两个骨端失去了正常的位置，发生了错位，多因暴力作用所致，以肩、肘、下颌及手指关节最易发生。关节脱位如处理不当，可导致永久性或惯性脱位。此外，在关节脱位的同时还有可能发生骨折。

病情判断

1.受伤的关节部位疼痛、无力，不能活动或活动时疼痛更加明显。

2.可因出血、水肿导致关节明显地肿胀、变形、缩短或者延长，关节处明显畸形。

急救办法

1.用双手稳定及承托住脱位部位，再用绷带把脱位固定好。

2.肘关节脱位时，患者需平卧，抢救者固定患者伤肢，握住前臂向远侧顺上肢轴线方向牵引。复位后上肢需用石膏固定三周。

3.桡骨头半脱位时，抢救者一只手握住患肢，另一只手轻握腕部做轻柔的牵引及旋转前臂，后轻旋时可听到桡骨头清脆的声响或弹动，即为复位。复位后需用绷带悬吊前臂1周。

4.髋关节脱位很容易发生休克，若患者已经休克，应平卧，将头侧向一边，保持气道畅通，注意保暖，并及时送往医院救治。

✛ ▶ 头部外伤

　　头部外伤多由锐器或钝器伤害所致，裂口大小各异，深度与宽度不一，创伤边缘整齐或不整齐，有时也会伴有皮肤挫伤或损害。由于人的头部血管丰富，血管受伤后不易自行恢复或愈合，所以即使伤口很小也会导致严重的出血，严重者有可能发生休克。

病情判断

　　1. 患者可能会出现暂时性或部分意识丧失，伴有面色惨白、皮肤湿冷、呼吸浅缓细弱、脉搏跳动较快等症状。

　　2. 意识恢复后，患者可能完全忘记或者根本想不起发生过的意外，只感觉头痛欲裂，并出现恶心、反胃、呕吐等不适症状。

急救办法

1. 头部外伤的出血量比较大，首先应止血。用一块比伤口大的干净棉垫或消毒纱布覆盖伤口，稍微用力按压止血。

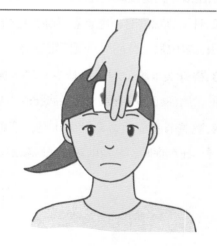

2.止血后，在伤口处垫一块敷料，再用绷带将敷料固定包扎，不宜过紧。

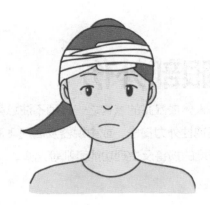

3.让患者平卧，将头部和肩膀稍微垫高，观察病情变化。

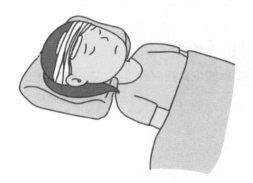

4.及时拨打"120"急救电话。

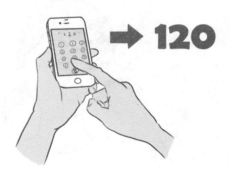

⚠ **注意事项**

1.如果用绷带固定后，伤口依然流血不止，可用手再次按压伤口，或者使用指压动脉止血法。

2.有时头部遭受强力冲撞后没有形成外伤，但有可能造成脑震荡，其表现为意识短暂丧失，很快又恢复，并感到眩晕、恶心。此种情况最好及时送往医院进一步检查。

眼部外伤

眼睛是人体最暴露的器官之一，稍不注意就会遭受外伤，如由球类、石块、拳头、树枝等造成钝性外力撞击，或由锐器及高速飞溅物穿破眼球壁引起穿透性损伤，引起眼组织不同程度的损害及生理功能紊乱等病变。

病情判断

1. 轻者眼部疼痛、畏光、流泪，眼睑水肿，球结膜下出血。

2. 重者可能出血，瞳孔散大或变形，晶体脱位，视网膜水肿，视神经挫伤。伴头痛、头晕，视物模糊或复视，甚至失明。

急救办法

1. 询问或检查患者眼内是否有异物，如有异物可用温水冲洗，冲洗后患者不要用手揉眼睛。

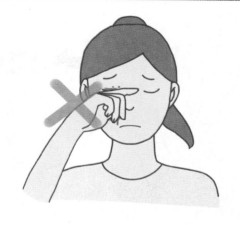

2.轻者早期可冷敷，48小时后改为热敷。

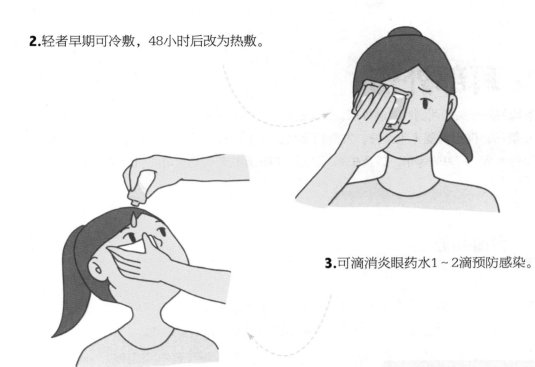

3.可滴消炎眼药水1～2滴预防感染。

4.用干净纱布盖住伤侧眼部，及时到医院进行治疗。

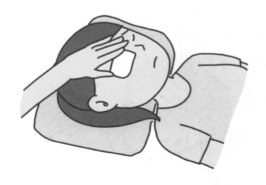

ⓘ 注意事项

1.用温水冲洗无法清除眼内的异物时，不要再尝试其他方法，应立即用干净纱布覆盖眼部，前往医院诊治。

2.若伤情较严重，如发生眼球出血、瞳孔散大或变形、眼内容物脱出等症状时，应首先用清洁的纱布将眼部包扎起来，并快速送往医院抢救。

⊕ 耳部外伤

耳郭暴露于头颅两侧，易遭外伤。常见的耳郭外伤有挫伤、切伤、咬伤、撕裂伤、冻伤和烧伤。使用利器（火柴杆、发夹和毛线针等）挖耳，外耳道压力急剧变化（炮震、高位跳水、打耳光等），以及车祸、坠跌、打击颞枕部等均有可能引起耳部外伤。

病情判断

1. 耳郭伤：挫伤有皮下瘀血、血肿；撕裂伤有皮肤撕裂，软骨破碎，部分或完全切断。早期伤口出血，局部疼痛。合并感染后出现急性化脓性软骨膜表现。

2. 外耳道外伤：皮肤肿胀、撕裂、出血，软骨或骨部骨折可致外耳道狭窄。

3. 中耳外伤：流血、耳聋、耳鸣、耳痛，偶有眩晕。鼓膜呈不规则穿孔，穿孔边缘有血迹，有时可见听小骨损伤脱位。

4. 内耳外伤：轻者出现感音耳聋、耳鸣、眩晕、恶心、呕吐、眼震及平衡障碍。严重者耳内出血，鼓膜呈蓝色，流出淡红色血液，或清亮液体，有时合并面瘫。

急救办法

1. 如发生耳内出血，帮助患者呈半侧立位，将头倾向患耳一侧，让血流出。

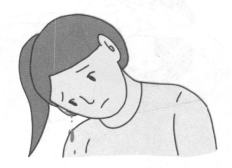

2.血流出后，用一块湿棉垫垫在
患耳上，并用绷带轻轻包扎好，
注意不要塞住外耳道。

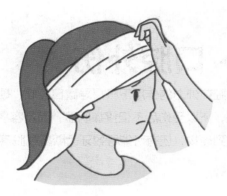

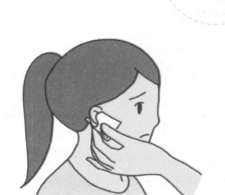

3.如果是耳郭出血，并可见明显的伤口，可
用一块干净的棉垫压住伤口10分钟止血。

4.止血后，用无菌敷料盖在耳郭上，并用绷带
轻轻地包扎好。

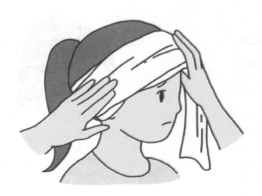

⊙ **注意事项**

1.耳部外伤常合并颅脑
外伤、颌面外伤等，应注意
观察患者的神志、呼吸、心
跳、脉搏、血压、瞳孔有无
异常，及其他神经系统情
况、全身情况等。

2.如果从耳内流出的是
稀薄的液体分泌物，则有可
能是头部受伤，需要进一步
检查确诊。

✚▶ 口腔外伤

口腔在外力的作用下极易导致口腔软、硬组织的损伤，由于这个部位血管丰富、神经密集，所以受伤后不但疼痛明显，而且容易发生继发性感染。经常遭受猛烈的外力或突然咬到硬物，还有可能导致牙齿断折或脱落，称为"牙折"。

病情判断

1.口腔出血：创伤程度较重时很容易发生复合伤，并可影响颅脑，发生颅底骨折或颅脑损伤，且由于口腔、鼻腔等存有大量细菌，所以也容易并发感染。严重时患者有可能发生休克。

2.牙折：牙齿因外力作用发生不同程度的折断缺损，多见于儿童，其中以上前门牙最为常见。多发生在运动时相撞或突然跌倒，上、下牙由于外力直接打击或槽牙突然咬到石头等硬物而导致损伤。按损伤与牙髓的关系可分为露髓和未露髓两大类。

急救办法

1.患者取坐位，在胸前放一个较大的容器，让患者将头垂在容器上方，便于口腔内的血液和分泌物滴在容器里。

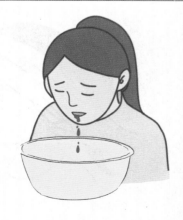

2.将一块棉垫盖在伤口上，用大拇指和示指捏住约10分钟，进行压迫止血。

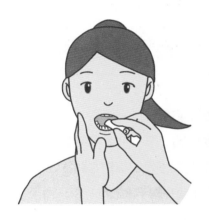

3.如果有牙齿脱落，可将棉垫压在脱落牙齿的牙床上。注意棉垫必须高于相邻的牙齿。

4.让患者用自己的手托住下颌，同时咬住棉垫，并立即就医。

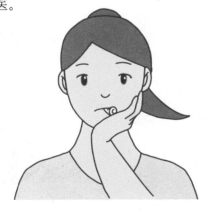

⓵ **注意事项**

1.口腔出血时不要漱口，以免影响血液凝固。

2.如果脱落的是恒牙，可以重新植入，不要清洗脱落的牙齿，将其泡在牛奶里一并带去医院；如果是儿童脱落了乳牙，则无须重新植入，但要找到脱落的牙齿，以确保没有被儿童误食。

✚➤ 胸部外伤

胸部外伤有可能引起严重的内脏损害，肺脏一般会首当其冲。胸部受伤后，患者常出现呼吸困难、休克、气胸等并发症，需要根据具体情况进行及时处理。处理胸部外伤的关键是密封伤口，防止空气进入胸腔。

▶ 病情判断

根据损伤的暴力性质不同，胸部损伤可分为钝性伤和穿透伤。

钝性伤：由减速性、挤压性、撞击性或冲击性暴力所致，多有肋骨或胸骨骨折，常合并其他部位损伤，容易误诊或漏诊；心肺组织广泛钝挫伤后继发的组织水肿常导致急性呼吸窘迫综合征、心力衰竭和心律失常，钝性患者多数不需要开胸手术治疗。

穿透伤：由火器、刃器或锐器致伤，早期诊断较容易；器官组织裂伤所致的进行性血胸是患者死亡的主要原因，部分穿透性胸部损伤患者需进行开胸手术治疗。

▶ 急救办法

1.一边用手掌盖住伤口，一边扶患者躺下，呈半卧位，垫起上半身。

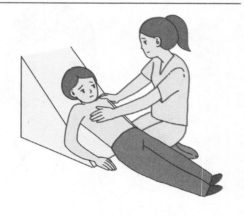

2.支撑好患者的背部后，用无菌纱布或干净的棉垫盖住伤口，并用胶布固定。

3.用比包扎纱布更大的保鲜膜覆盖在伤口上，用胶布固定其上、左、右三条边，使其密封。

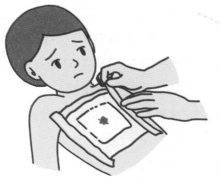

4.将患者摆成半侧卧位（上半身依然被垫起），靠近伤侧的半边身子朝下，并在身下垫上软垫。

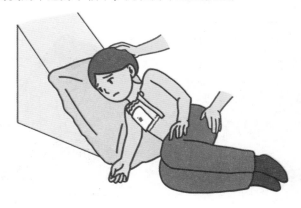

> ⊙ **注意事项**
>
> **1.**如果伤情较重，应第一时间寻求专业医护人员的帮助。
>
> **2.**对神志不清的患者，应密切关注其呼吸和脉搏，如发生呼吸骤停，应本着"先救命，后治伤"的原则，立即实施心肺复苏术。
>
> **3.**无论伤情严重与否，现场处理后都应及时送入医院，检查是否有其他并发症，以及是否需要进一步治疗。

✚ 腹部外伤

多数腹部损伤同时伴有严重的内脏损伤，如果伴有腹腔实质脏器或大血管损伤，可因大出血而导致死亡。空腔脏器受损伤破裂时，可因发生严重的腹腔感染而威胁生命。早期正确诊断和及时合理处理是降低腹部外伤死亡率的关键。

病情判断

1. 以下原因可能导致腹部外伤：撞击、压砸、锐器刺伤、吞食金属类异物、高处坠落、剧烈爆炸引起的气浪、水浪的冲击、化学性损伤（如腐蚀性的强酸、强碱或毒物等的损伤）。

2. 腹痛：患者腹部有压痛、反跳痛，疼痛较重且呈持续性、进行性加重的趋势，同时伴有恶心、呕吐等消化道症状。

3. 休克：早期是由于疼痛和失血造成，晚期是感染导致的中毒性休克。

4. 感染：患者可出现高热、寒战、血中白细胞升高等感染性症状。

急救办法

1. 让患者平躺在地上，用软靠垫、枕头、背包、卷起的外套等垫高患者的腘窝处，使其双膝自然弯曲。

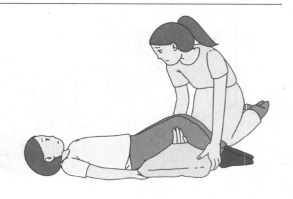

2.用一大块无菌敷料盖住伤口。如果患者咳嗽或呕吐，就压住伤口片刻。如果肠子等内脏外露，先用无菌保鲜膜盖上，再放敷料，切勿自行将内脏塞入体内。

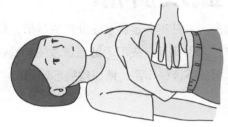

3.用胶布轻轻地固定住敷料，观察患者有无休克体征，并及时拨打"120"急救电话。

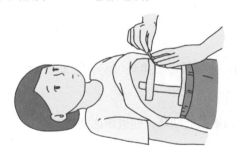

4.如果在等待医生到来期间，患者意识丧失、呼吸停止，应立即进行心肺复苏术。

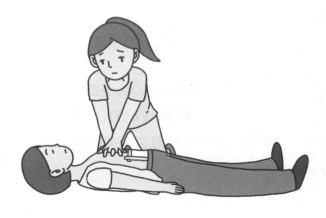

ⓘ 注意事项

1.以最快的速度拨打"120"急救电话，获得医生的帮助，这是腹部外伤急救的关键。如果现场不止一人，可让其他人立即拨打急救电话，同时自己开始抢救患者。

2.在进行现场急救时，要不断安慰患者，避免其过于紧张。

3.抢救者全程都应密切关注患者的呼吸和脉搏，随时准备进行心肺复苏术。

⊕ 瘀血及肿胀

　　摔倒或受撞击后，并不一定会发生外伤或骨折。有时受伤部位会很快出现瘀血和肿胀。这是因为在外力作用下，皮下毛细血管发生破裂，血液从毛细血管破裂处外渗至皮下，形成淤青。因皮下神经丰富，所以疼痛感明显。

急救办法

1.将患处用枕头支撑并抬高，保持放松。

2.如果肿胀严重，可用冷水浸湿的毛巾、冰袋等冷敷患处30分钟，必要时用绷带将其固定在患处。

3.在24小时后用温水热敷患处，以促进局部血液循环，促进瘀血消散。

ⓘ 注意事项

　　一般的皮下瘀血机体会慢慢吸收，时间大约需要两周。但情况较重者需要及时就医，因为有些慢性瘀血可能会导致器官硬化等严重后果。

内脏出血

当受到巨大外力撞击后，如果没有看见出血和外伤，但患者出现休克症状，有可能发生了内脏出血。内脏出血往往较危急，现场抢救者需要立即拨打"120"急救电话，以获得医疗人员的救助，在等待期间可采取相应的现场急救措施。

病情判断

1.受撞击部位有典型"擦伤"症状，衣物或皮肤上可能留有冲击物形状的印记。

2.患者皮肤苍白、冰冷，出汗，脉搏逐渐减弱，呼吸表浅、急促，有呻吟或叹息声，口渴，有可能意识丧失。

急救办法

1.立即拨打"120"急救电话，并记住撞击物的形状及大小，以便于向医生描述。

2.如果患者意识清醒，让其平躺，用衣物、背包等垫高患者的双腿，以利于静脉回流。

3.为患者保暖，盖上一些衣物。

4.对于丧失意识的患者，要保持气道通畅，可摆放成"稳定侧卧位"。

5.密切关注呼吸和脉搏，随时准备为呼吸骤停的患者进行心肺复苏术。

⊕ ▶ 脑震荡

　　由于强力的冲撞，大脑可能被"摇晃"了一下，所以叫脑震荡。脑震荡发生时，意识丧失的时间很短暂，但很快就会完全恢复。

如何诊断脑震荡？

1. 短暂的神志不清，恢复时感到眩晕或恶心。

2. 一过性记忆丧失。

3. 轻度头痛。

神志清醒的幼儿

1. 如果孩子的头部受到撞击后神志清醒，让他坐下，并用冰袋敷在伤处。

2. 观察有无异常表现，如果几分钟后仍未完全恢复，打电话请医生来。

幼儿很快恢复知觉

1. 如果你的孩子被"打昏"，即使很短暂，也应打电话请医生来。

2. 让幼儿休息，靠近幼儿并观察病情变化。如果 30 分钟后幼儿没有完全恢复，拨打"120"急救电话叫救护车。

幼儿神志不清

1. 拨打"120"急救电话叫救护车。

2. 保持幼儿呼吸道畅通，检查有无呼吸。如果有呼吸，将其摆成恢复体位。

3. 陪幼儿一起等待救援人员到达。

扎进皮肤的刺

儿童在玩耍中，难免磕磕碰碰，有时可能会被刺状物扎进皮肤，如仙人掌刺、图钉、竹签等。这时家长该如何处理呢？

急救办法

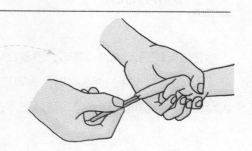

1.用肥皂及温水清洗患处周围的皮肤。

2.将镊子放在火焰上烧，然后冷却。不要触及镊子尖部或擦掉上面的烟灰。

3.托住儿童的手，用镊子尽可能夹住靠近皮肤的刺，从扎进的反方向拔出。

4.挤压伤口，使之出一点血，以便将污物带出。将患处清洗一遍，彻底拭干后，贴上创可贴。必要时送儿童去医院进一步救治。

ⓘ 注意事项

如果刺状物不能全部取出，应尽快请医生取出余下的部分，以免发生感染。

✚▶ 踩到碎玻璃

　　玻璃是生活中常用的物品，如玻璃酒瓶、玻璃容器、玻璃装饰品等。如果不小心打碎在地上，往往很难清理干净，形成隐患。比如夏季的傍晚，小孩子常会赤脚在小区的草地上跑来跑去。如果草坪里刚好有个打碎的玻璃物品，意外就会发生。

病情判断

　　1.如果踩到大块的碎玻璃，患者会有严重的痛感，重者带有明显伤口，甚至流血。

　　2.如果踩到细小的碎玻璃，肉眼是很难发现的，但触摸患处会有刺痛感。有些患者自认为没事，触摸也无刺痛感，可以正常行走，但在走路的过程中偶尔会出现刺痛感。

急救办法

1.用流动的清水清洗伤口。

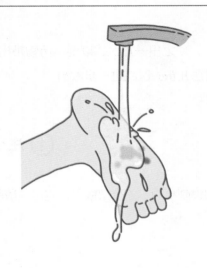

2.取一把尖头镊子，用燃着的酒精灯对镊子头部进行高温消毒。

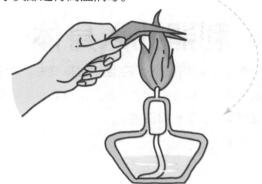

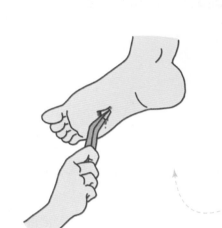

3.若能看到玻璃碎片凸在外面，可用消过毒的镊子小心取出。若玻璃片刺入较深，可用一根消过毒的针稍微拨开皮肤，再用镊子取出碎片。

4.取出碎玻璃后，从两侧挤压伤口，让伤口出血，排出污物，并再次用流水清洗伤口，最后用消毒纱布包扎。

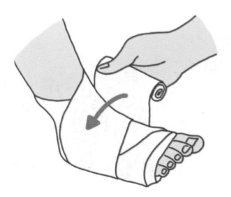

⊕ **注意事项**

1.若碎玻璃嵌入得太深，自己无法轻易取出，应在做完简单的清洗处理后立即将患者送入医院救治。

2.碎玻璃上有可能带有未知病菌，最好咨询医生是否需要打破伤风预防针。

✚➤ 利器扎入身体

利器扎入身体，在日常生活中时有发生，这时首先不要惊慌，不要让患者活动，更不要拔除利器，以免引起大出血。抢救者要尽量采取固定措施，使异物保持相对稳定，避免继续深入，防止损伤加重。

病情判断

1. 利器扎入身体，伤口一般会立即出血。如果血液喷涌而出，说明扎入的部位有大血管，情况较危及。

2. 利器如果扎入较深，还会造成人体脏器损伤。如利器扎入胸背部，易伤及心脏、肺、大血管；利器扎入腹部，易伤及肝、脾等器官；利器扎入头部，易伤及脑组织。

急救办法

1. 如果家里有绷带，可在异物两侧各放置一卷绷带。如果没有绷带，可将毛巾折叠成合适大小代替。

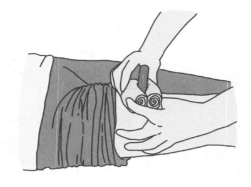

2.用绷带做"8"字加压包扎（具体方法参见本书P077），也可将三角巾折叠成条带装，在中间剪一大小合适的豁口，从上往下套住异物，再做加压包扎。

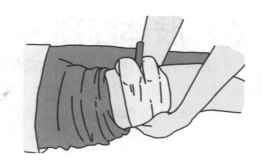

加压包扎　　**止血带**

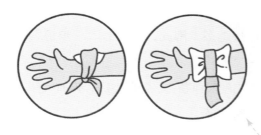

3.如不小心将异物拔出，应立即压迫出血部位进行止血，然后加压包扎，如果出血严重可结扎止血带。

4.立即拨打"120"急救电话。

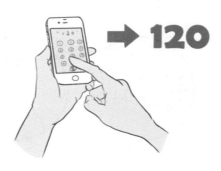

⟶ **120**

⊙ **注意事项**

1.异物处理完毕之后，可能还需要注射破伤风疫苗，应遵医嘱。

2.固定好利器后，抓紧时间将患者送往医院，千万不要耽搁。

肚体断离

肢体的断离与缺损，同样有可能在外伤事故中发生，包括：臂、手、腿、足、手指、足趾等部位。一旦发生，应立即采取有效的急救方法，正确处理能为后续断肢再植创造有利条件，避免遗憾。

病情判断

1. 残肢端立即流血，断离的肢体越大，流血量越多。因此，急救的第一步是采取止血措施。

2. 患者可能因剧烈疼痛及精神刺激发生休克，出现面色苍白、四肢发凉，伴有大汗、意识模糊、脉搏细弱、呼吸急促等表现，甚至进入昏迷状态。

急救办法

1. 立即采取有效的止血措施，如压迫止血、结扎止血带等，达到满意效果后再将断肢的残端进行包扎。

止血带　　　　指压止血

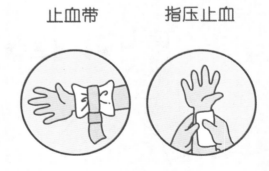

2.千万不要用水或酒精等液体清洗、消毒、浸泡断肢，必须保持其干燥。

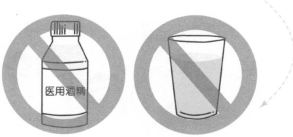

3.对断肢进行低温保存。肢体保存温度为4℃左右，具体操作方法如下。

（1）将断肢用毛巾或多层布类包裹好，再放入双层塑料袋内，最后将塑料袋密封好。

（2）另取一塑料袋，装入冰块，或者冰棍、冰激凌。

（3）将装有断肢的塑料袋放入装有冰块的塑料袋内。

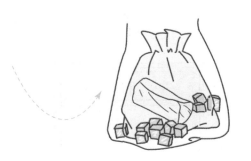

4.将包扎处理后的患者连同断肢一起迅速送往医院。

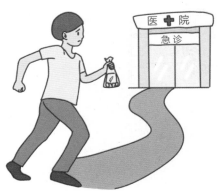

> ① **注意事项**
>
> 对断肢进行低温保存后，可以用记号笔在塑料袋上记下当时的时间，如"9点20分"，以便医生进行后续治疗。

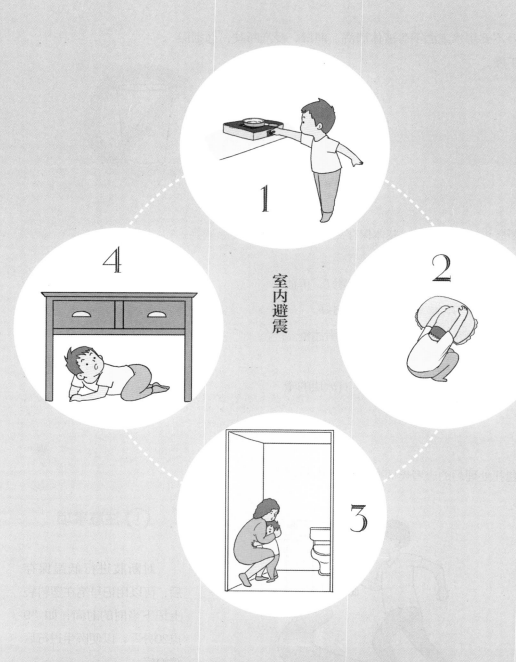

室内避震

第六章

学习 · 急救 · 守护 · 家人

突发事故及灾难的家庭急救

突发事故及灾难一般指突然发生，造成或者可能造成严重社会危害的事件，比如交通事故、汽车陷入泥泞、大楼火灾、地震等。掌握相应的急救常识，在关键时刻采取恰当的应急处置措施，能帮助你和家人获得更多的求生机会。

✚▸ 家用燃气泄漏

　　一般家庭用的气体燃料，主要是煤气、液化气、天然气三种。燃气泄漏指由意外导致燃气从管道、钢瓶中泄漏入空气中，有可能引发中毒、火灾或爆炸，需要立即采取急救措施，避免生命及财产损失。

燃气的种类及危险性

　　1. 煤气：其成分以一氧化碳为主，含有一定比例的氢气，容易造成一氧化碳中毒。

　　2. 液化气：全称为液化石油气，主要以短链烷烃为主，一般放到罐或钢瓶中运输。由于其密度大于空气，因此泄漏后容易积存在低洼处，且易形成爆炸混合物，爆炸事故率较高。

　　3. 天然气：其主要成分是甲烷，比重轻，泄漏时容易散发。甲烷本身无毒，但泄漏后遇明火可能引起爆炸。

急救办法

1. 当闻到强烈的煤气、天然气或液化气的异味时，应迅速关闭燃气总阀门，不要试图寻找泄漏源。

2. 切勿点火，迅速熄灭一切火种，如香烟、蜡烛。严禁开、关电器用具，包括电灯、换气扇、门铃。

3. 立即打开门窗通风。

4. 待现场所有人员转移到没有燃气异味的安全场所后，给燃气公司服务部门打电话报修。等修理妥当、气味散尽后再回到屋内。

被困电梯

电梯是用来运载的工具，在现代社会的使用频率非常高。由于其依靠电力驱动，而且需要升至高处，一旦出现故障，很有可能发生危险事故。被困在电梯中的时候，知道一些正确的应对方法将十分有益。

急救办法

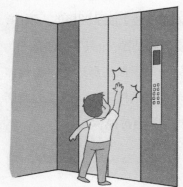

1. 当发现电梯不正常时（如急速降落），快速把每一层的按键都按下。

如果电梯速度不正常，如突然加速或者失去控制，应抓住电梯内的把手，或背贴不靠门的内墙，两腿微微弯曲（女士要将高跟鞋脱掉），上身向前倾斜，以应对可能受到的冲击。

2. 保持镇定，立即用电梯内的警铃、对讲机或电话与管理人员联系，等待外部人员救援。如果报警无效，可以大声呼叫或间歇性地拍打电梯门。

3. 电梯进水时，应将电梯开到顶层，并通知维修人员。

4. 如果乘梯途中发生火灾，应使电梯在就近的楼层停梯，并迅速利用楼梯逃生。

⊙ 注意事项

电梯停运时，不要强行扒开电梯门爬出，以防电梯突然开动，造成更大的危险。

拥挤踩踏

在空间有限而人群相对集中的场所，如体育场馆、学校、商场、影院、狭窄的街道、楼梯等地，遇有突发情况，容易发生踩踏事件。

急救办法

1. 任何情况下，都要首先听从救援人员的指挥，有序疏散。如果已处于混乱拥挤的人群中，要双脚站稳，一只手搂住孩子，另一只手抓住身边的牢固物体（栏杆或柱子），但要远离店铺和柜台玻璃。

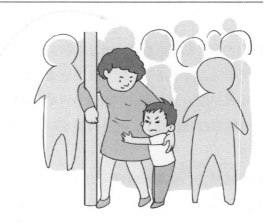

2. 一旦被人挤倒在地，要设法靠近墙壁并面向墙壁，无法靠墙时，尽可能让身体蜷成球状，双手在颈后紧扣，保护好头、颈、胸、腹部，同时张大嘴呼吸。

ⓘ 注意事项

原地不动并非适合所有情况，当现场救护人员指挥大家疏散，或没有可以抓附的物体时，可随人群前进，但千万不要逆人流前进。

身陷沼泽、流沙

外出旅行时，不论在高地、低地，都会有危险的沼泽和流沙。不慎跌入，就可能丧命。特别是小孩，没有自救意识，同行的家长一定要指引他逃离困境。

急救办法

1. 行走过程中，一旦发觉孩子双脚下陷，应叫他立即把身体后倾，轻轻向后躺倒，并尽量张开双臂以分散体重，增大浮力。

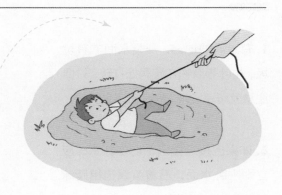

2. 让孩子躺着不动，如果有长绳子，应抛给孩子，把孩子拖出来。如果没有绳子，皮带、棍子也可以。

ⓘ 注意事项

1. 告诉孩子不要乱动，乱动不但帮助不大，而且很快会筋疲力尽。

2. 移动身体时一定要小心谨慎。每做一个动作都要缓慢进行，让泥或沙有时间流到四肢下面，快速移动会使泥或沙之间产生空隙，把身体吸进深处。

➕ 身陷漩涡

　　河道突然放宽、收窄处和骤然曲折处，水底有突起的岩石等阻碍物，有凹陷的深潭，河床高低不平等地方，都会出现漩涡。山洪暴发、河水猛涨时，漩涡最多。海边也常有漩涡，要多加注意。那么一不小心身陷漩涡，如何自救呢？

急救办法

1. 有漩涡的地方，一般水面常有垃圾、树叶等杂物在漩涡处打转，只要注意就可早发现，应尽量避免接近。

2. 如果已接近漩涡，切勿踩水，应立即平卧水面，沿着漩涡边用爬泳快速地游过。因为漩涡边缘处吸引力较弱，不容易卷入面积较大的物体，所以身体必须平卧水面，切不可直立踩水或潜入水中。

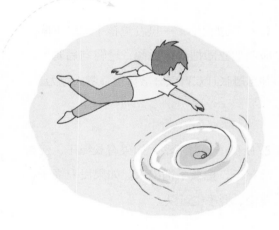

ⓘ 注意事项

　　当遇到漩涡的时候，不要慌张，冷静下来后，尽快让自己及孩子远离险境。

✚▶ 掉进冰窟

冬天河水结冰，有些人喜欢行走在冰面上，甚至会带着自己的小孩到冰面上玩耍。需要注意的是，在冰面上活动存在一定的安全隐患，弄不好会掉进冰窟，务必小心。

急救办法

1. 不要惊慌，保持镇定，特别注意保持呼吸，周围有人时要大声呼救。

2. 如果暂时无人救援，可以用脚踩冰，使自己的身体尽量上浮，尽量使头部露出水面，要镇静观察，寻找冰面较厚、裂缝小的地方脱险。

3. 如果有人救援，抢救者可将绳子、木棍等物伸给落水者，将其慢慢拉出。

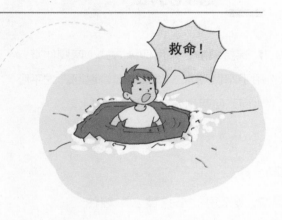

救命！

⊘ 注意事项

1. 冬天最好不要在冰面上行走。

2. 在冰窟中不要乱扑乱打，这样会使冰面破裂加大。

3. 如发现有人落入冰窟，不要贸然进入水中营救，那样可能得不偿失。

✚ 水草缠身

　　江、河、湖、泊靠近岸边或较浅的地方，常有杂草或淤泥，人们应尽量避免到这些地方游泳。如果不幸被水草缠住或陷入淤泥该怎么办？

急救办法

1. 保持镇静，采用仰泳方式（两脚伸直、用手掌倒划水）顺原路慢慢退回。或平卧水面，使两脚分开，用手解脱水草。

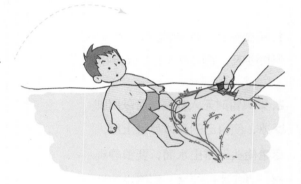

2. 当家里的小孩被水草缠住时，家长可寻找锋利的东西，把缠住孩子的水草割断，或像脱袜那样把水草从孩子的手脚上捋下来。

ⓘ 注意事项

　　1. 切不可踩水或手脚乱动，否则会使肢体被缠得更紧，或在淤泥中越陷越深。

　　2. 一旦自己无法摆脱时，应及时呼救。

✚ 高原反应

高原反应，即高原病，是人从低海拔地区到达高海拔地区后，身体为适应因海拔高度变化而带来的气压小、含氧量少、空气干燥等产生的生理反应，由此而引发的一系列高原不适症状。

急救办法

1. 最有效的急救处理是给氧，若有休克现象，应优先处理。

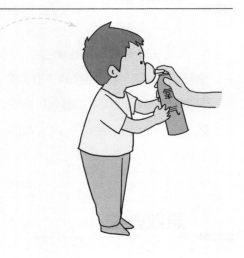

2. 将患者移至无风处，立即卧床休息，注意保暖，防止上呼吸道感染，同时严禁大量饮水。

ⓘ 注意事项

1. 若疼痛严重，可服用镇痛剂。

2. 如仍不能适应，则需降低高度，直到患者感到舒服或症状明显减轻为止。

3. 一般而言，出现高原反应的患者降低至平地后，即可不治而愈。

⊕ 发生雪盲

　　紫外线眼炎，也叫电光性眼炎、雪盲症，是人眼受到电弧光或日光中强烈紫外线照射或反射而临时失明的一种疾病。雪盲症经常发生在雪地，因为积雪对太阳光有很高的反射率。纯洁新雪面的反射率高达 95%，直视雪地如同直视阳光。

病情判断

　　1. 通常在遭受强光照射 6 ~ 8 小时后，双眼同时发作，轻者仅感到眼睛不舒服，眼内有异物感，重者双眼剧烈疼痛，好像有沙子在摩擦，同时大量流泪、眼皮红肿、强烈畏光而不敢睁眼，然后视线里会出现粉红色，并逐渐加深，继而视力短暂消失。

　　2. 发生雪盲后一般可在 24 小时至 3 天恢复，良好的环境能及时缓解雪盲症状，但完全恢复需要 5~7 天。

急救办法

1. 将患者转移到光线微弱的地方，闭眼，躺下休息，尽量减少眼球的转动和摩擦。

2. 鲜牛奶滴眼，每次 5 ~ 6 滴，每隔 3 ~ 5 分钟滴一次。使用的牛奶要煮沸并冷透了再用。

3. 戴上眼罩或用干净的纱布、毛巾、手绢等盖住双眼。

4. 用冰湿毛巾冷敷前额。不要热敷，高温会加剧疼痛。

⊕ 遭野兽追击

野外旅行，如果遭遇大型野兽，千万不能放弃自救，应积极采取措施。其中，尤为重要的是时刻保持镇定和避免冲突。

急救办法

1. 迅速强迫自己冷静下来，正视野兽的眼睛，让它看不出你的下一步行动，保持警惕，但不要主动发动攻击，这样会暴露自己。

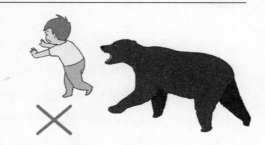

2. 不要背对着野兽，在自然界中，这样做等于表明自己是被猎者；面对对方，慢慢后退，同时不能让它看出你想逃跑。如果野兽认为你不是食物，并且发觉你不会对它造成伤害，观察一下后就会离开。

! 注意事项

1. 后退时一定要匀速慢行，即使野兽没有跟近也不要快跑，快跑等于表明自己是被猎者。野外是野生动物的天下，它可以轻易地追上你。

2. 如果野兽跟进，应立即停止后退。尽可能不要上树（除非它没有发现你，或者你相信后援小组能及时赶来），上树等于自断退路，兽类善于等待。

大楼火灾

当火灾不幸发生时，在浓烟、毒气和烈焰的包围下，有人葬身火海，也有人死里逃生，幸免于难。平时要教孩子熟悉住宅所在楼层的结构及各条逃生路径，熟悉建筑物内的消防设施，掌握自救逃生的方法。

打火灾报警电话"119"说什么？

1. 冷静回答"119"总机台的问题，准确地说出火灾现场的详细地址，包括街道名称、门牌号码、楼层等，最好指明一两个标志性建筑或其他显著标志。

2. 说清什么场所起火，如房屋、商店、油库、露天堆场等；尤其要讲明着火物是什么，如电器、木材、液化石油气、汽油、化学试剂等，以便消防部门根据情况派出相应的灭火车辆。

3. 火势情况，如只见冒烟、有火光、燃烧猛烈、蔓延迅速、烟雾弥漫、有无被困人员、被困人数、有多少房屋着火等。

急救办法

1. 面对浓烟和烈火，首先要保持镇静，迅速判断危险地点和安全地点，尽快撤离。如果是高层楼房，应尽量往底层撤离。

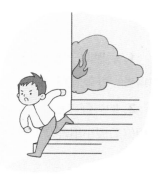

2. 如果必须经过充满烟雾的通道，
要防止烟雾中毒、预防窒息。可用
湿毛巾、口罩、衣服等蒙住口鼻，
匍匐前进。

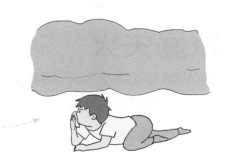

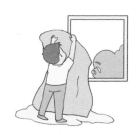

3. 当正常的通道已被火焰和烟雾封阻，
不能逃跑时，可用湿毛巾堵死门窗缝隙，
或用水浸湿棉被蒙上门窗，防止浓烟进
入室内，等待救援。

4. 等待救援的人员要尽量处在阳台、窗口等易
于被人发现和能避免烟火的地方。

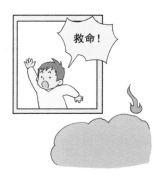

ⓘ 注意事项

1. 楼梯、通道、安全
出口等是火灾发生时重要
的逃生之路，应保证畅通无
阻，切不可堆放杂物或上锁。

2. 高层建筑发生火灾
时可能随时断电，或因热
力炙烤导致电梯变形，使
人被困梯内。因此，火灾
时千万不要乘坐电梯。

家庭失火

由于家庭用电量增加，家庭失火发生的频率越来越高，一旦发生火灾，如果扑救不及时，再加上一般家庭都缺乏灭火器，及在场人惊慌失措等因素，最终可能导致重大生命财产损失。

常见家庭失火的简单应对措施

家用电器着火：先立即切断电源（可直接拉电闸，以免发生触电），再用湿棉被或湿衣物将火压灭。老式电视机起火时，要从侧面靠近电视机，以免显像管爆炸伤人。

炒菜时油锅起火：迅速盖上锅盖即可灭火。如果没有锅盖，可将切好的蔬菜倒入锅内灭火。切忌用水浇，以防燃着的油溅出来，引燃厨房中其他可燃物。

液化气罐着火：可用浸湿的被褥、衣物等捂住火焰，还可将干粉或苏打粉用力撒向火焰根部，在火熄灭的同时关闭阀门。

衣服着火：不要挥舞手臂或跑动，这样会助燃，应立即用大衣或毛毯裹在身上，并躺倒滚动几圈，以扑灭火苗。

急救办法

1. 感觉门的温度，如果门是凉的，就从此房间离开。

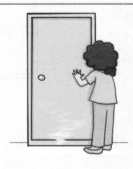

2. 如果门是热的，不要打开它，用浸湿的毯子挡住从门缝冒出的浓烟。

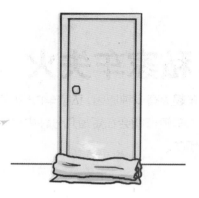

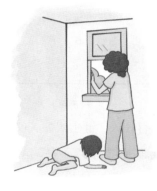

3. 让孩子待在低处，因为低处的空气污染度较小，打开窗户，呼叫救助。

4. 如果不得不从窗户逃生，先将孩子从窗户吊下去，让其落在地上；当轮到你自己时，将绳子绑在窗沿上，再顺着着地。

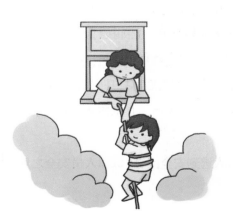

> ⓘ **注意事项**
>
> **1.** 家庭应备好火灾逃生"四件宝"：家用灭火器、应急逃生绳、简易防烟面具、手电筒，并将它们放在随手可取的位置。
>
> **2.** 若家中有婴儿和刚会走路的幼儿，应抱起孩子逃生。
>
> **3.** 在火灾险情没有解除前，千万不要回到房间里。

✚▶ 私家车失火

私家车起火有多种原因。私家车内空间狭窄，线路、汽油等各种易燃易爆品相互交错，一旦着火，车辆可能会在短短几分钟内付之一炬。逃生时间短，是私家车起火急救时最大的困难所在。

私家车起火的先兆

一般情况下，汽车自燃前会有一些征兆，比如开车时车身有异味、冒出浓烟、仪表灯不亮等，遇到这些情况要马上找安全的地方停车检查。尤其不要忽视"仪表灯不亮"这一项，这表明可能已经发生了线路短路，如果不及时发现和处理，很容易导致车辆起火。

急救办法

1. 引擎处冒出浓烟：如果引擎处突然冒出浓烟或闻到异味，驾驶员应迅速停车，告诉乘坐人员打开车门下车，并切断电源，用随车灭火器灭火。立即拨打"119"火警电话。

2. 引擎处蹿出火苗：情况比较危急，这时千万不要打开引擎盖，否则会加大火势，可以拉开锁止扳手，从缝隙处往里面喷灭火剂，等火苗消失后再打开引擎盖，进行下一步处理。

3. 私家车加油过程中起火：立即停止加油，疏散人员，并迅速将车开出加油站，用灭火器或衣服、毛毯等将油箱上的火焰扑灭。

4. 私家车被撞后起火：先设法让车内所有人逃到安全区域，保障人员安全之后，再进行灭火，或拨打"119"火警电话。

私家车落水

周末开车去野外郊游是很多家庭的休闲活动之一，但野外的自然环境比较复杂，为驾驶私家车增添了许多隐患。一旦发生车辆落水的情况，不要因为爱惜汽车而错失最宝贵的逃生时间和机会，应采取正确的自救和救人措施。

事故特点

汽车落水后，通常会在水面上漂浮 1 ~ 2 分钟，车头部位首先下沉。因此，驾驶员和车内人员必须在几秒钟之内评估形势，并选择正确的方法逃生。

急救办法

1. 保持头脑清醒，迅速解开安全带。立即用手机打电话给"120"及"119"求救（可能需要大型救援设备），争取时间。打开所有车灯，以便抢救者顺利找到。

2. 如果水还没有淹没后座，赶紧从车后座逃生，可以让坐在后座的人先出去，前面的人再小心地爬到后座逃生。

3. 如果水已经开始淹没车子，这时是无法打开车门的，不要徒劳尝试。在车窗还没下沉到水平线时赶紧伸出头去深吸一口气，然后关上车窗与通风管，延缓车厢进水的时间。

4. 如果车内已经无法阻止进水，可等待车内即将进满水的一刹那（车内外水压持平），深吸一口气，打开车窗、车门，趁机迅速游出。

5. 如果车辆有天窗，最好在车顶未沉没时，赶紧从天窗逃生。

✚▶ 汽车轮胎爆裂

夏季随着气温不断升高，车辆爆胎的事故也随之增多。当与家人开车出去游玩时，遇上轮胎爆裂，不要慌张，做好应急措施，保障自己及家人的安全。

▶ 急救办法

1. 不要惊慌，更不能急踩、猛踩刹车，要紧紧握住方向盘，保持车辆的直线行驶。

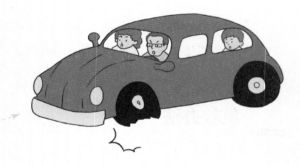

2. 轻点刹车，让车辆减速，然后控制车辆慢慢向道路右侧停靠，同时打开双闪灯。

⚠ 注意事项

平时要加强对轮胎的维护保养，保持车辆轮胎的气压在标准范围内，杜绝轮胎低气压行驶和超速行驶。

汽车玻璃碎裂

汽车行驶在高速公路，挡风玻璃若遭遇碎石撞击，可能会破碎。但因大多数挡风玻璃以强化玻璃为材质，所以当时不会马上掉落，只会出现颗粒状裂痕。遇到此状况，在场者应冷静，采取以下应对措施。

急救办法

1. 必须降低车速，并尽快驶离车道，同时保持镇定，不要突然转动方向盘，或过分用力制动。

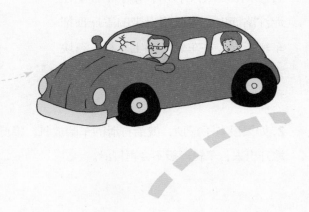

2. 如有应急用的挡风玻璃换上最好。若要在无挡风玻璃的情况下继续行驶，则要把碎裂的挡风玻璃敲下来，并把所有车窗关紧之后才可开车。

ⓘ 注意事项

1. 玻璃破裂后，不要加快车速，否则车内气压可能会把后窗玻璃压迫得飞脱出去。

2. 若玻璃破碎情况严重，则应立刻减速慢行，停到路边，等待救援。

汽车陷入泥泞

雨天过后，道路变得泥泞不堪，尤其是一些土路，很容易形成一个个陷阱，当汽车在这样的路上行驶时，一不小心就容易陷入泥泞中。但不必慌张，掌握一定的自救技巧，将车及时从泥泞土路中脱救并非一件很难的事情。

急救办法

1. 当两侧车轮都打滑，整个车辆陷在泥泞路面时，可以用自带的千斤顶把车辆撬起，在车轮下垫上木板、石块之类的物品，再试着启动车辆。

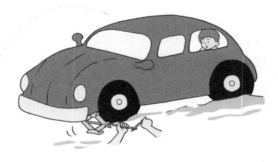

2. 如果没有千斤顶，就给打滑的车胎放气，降低胎压，加大轮胎和地面的摩擦力，再慢慢地开出去，车轮一般不会再打滑。

! 注意事项

1. 不能随意换挡，应该尽量中低档行驶，否则有可能因为阻力过大而停下来，车子一旦陷入泥泞中，便很难继续前进。

2. 遇到泥泞道路，先下车检查路况，再慢慢通过。

3. 如果陷入泥泞，不要一直空转打滑，应尽快想办法脱离。

✚▸ 公路交通事故

私家车在高速公路上行驶，由于车辆行驶速度快，驾驶员的动态视力会有所下降，视野变窄。因此，驾驶员的判断力减退，平衡感觉也会有所变化，容易发生交通事故。只要是司机，都需要掌握正确的公路交通事故急救措施。

➤ 急救办法

1. 发生事故后应立即停车，保护现场，同时拨打"110"报警电话或"122"交通事故报警电话，清楚地表达案发时间、方位、后果等，并协助交警调查。

2. 有死伤人员的交通事故，应先救人，同时让人立即拨打"120"急救电话。

3. 切勿立即移动患者，除非现场环境危及生命，如汽车着火、即将爆炸。

4. 驾驶员务必将失事车辆的引擎关闭，拉紧手刹或用石头固定车轮，防止汽车滑动。开启危险报警闪光灯，在来车方向150米以外设置警示标志。

5. 先查看患者，再检查车辆，对患者实行"先救命，后治伤"的原则。事故发生后，应注意保护现场，可以将重要物证或现场情况拍下来，以便给事故责任划分提供可靠证据，并尽快向交通执法部门介绍。

① 注意事项

私家车内应常备应急物品，如医药箱、照明灯、手电筒、装汽油的空桶及吸油器、毛毯、零钱及电话卡、口哨、小型灭火器、刀子及其他工具等。

地铁、列车意外事故

　　地铁、列车都是在封闭状态下运营的大型载客交通工具，因设备故障、技术行为、人为破坏、不可抗力等原因，均可能发生重大意外事故。地铁、列车发生意外时，工作人员会立即前来援救，但个人也需要了解一些相关的急救措施。

急救办法

1. 列车因停电滞于轨道时，乘客应耐心等待救援人员到来，千万不要扒车门、砸玻璃，甚至跳车。救援人员将打开前进方向右侧的车门并打开临时悬梯，引导乘客顺次下车疏散，乘客切勿拥挤。

2. 列车运行中发现可疑物时，应迅速使用车厢内的报警器报警，并远离可疑物，切勿自行处理。

3. 列车运行中遇到火灾事故时，首先使用车厢两端的报警器通知司机，然后取出车厢中座椅下的灭火器扑灭初起火灾。列车司机会停车开门疏散乘客，如果车门损坏无法打开，乘客可利用安全锤、高跟鞋等物品破门、破窗而出。

4. 列车运行中如遇到爆炸事故，乘客应迅速使用车厢内的报警器报警，并尽可能远离爆炸事故现场。

5. 列车运行中遇到毒气袭击时，乘客应迅速使用车厢内的报警器报警，并远离毒源，站在上风处，用手帕、餐巾纸、衣服等捂住口鼻，尽可能遮盖住裸露的皮肤。

掉下地铁站台

乘坐地铁时，若因拥挤或其他原因掉下地铁站台是非常危险的。乘客若不慎掉下地铁站台，在列车已经驶来的情况下，万不可就地趴在两条铁轨之间的凹槽里。因为地铁和枕木之间没有足够的空间使人容身。

急救办法

1. 若乘客坠落后看到有列车驶来，最有效的方法是立即紧贴里侧墙壁（因为带电的接触轨通常在靠近站台的一侧），在列车停车后，由地铁工作人员进行救助。

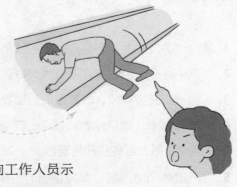

2. 乘客若发现有人意外坠落，应赶紧大声呼救并向工作人员示意，工作人员将采取措施，停止向接触轨提供电力并及时救助坠落者。

ⓘ 注意事项

1. 注意使身体尽量紧贴墙壁以免列车刮到身体或衣物。

2. 平时在坐地铁或者等地铁的时候，不要只专注于玩手机而不顾前方，也不要在地铁列车附近嬉戏打闹。

⊕▶ 飞机失事

    飞机起飞后的 6 分钟和着陆前的 7 分钟是最容易发生意外事故的，空中较为常见的紧急情况有密封增压仓失压、失火、机械故障等。飞机意外事故来得比较突然，掌握正确的自救和急救方法，在关键时刻能挽救自己和他人的生命。

急救办法

1. 紧急情况发生时，乘客应时刻听从乘务员指挥，不要慌乱。

2. 遇空中减压，应立即戴上氧气面罩；飞机在海洋上发生险情时，要立即穿上救生衣。

3. 将眼镜和义齿摘掉，衣裤里的尖锐物品都丢进垃圾袋，女性应脱去高跟鞋。

4. 背好降落伞，如果没有降落伞，可将保暖用的小毛巾被的 4 个角两两打成死结，当作微型降落伞使用，避免头部先着地。

5. 飞机迫降到地面前，保持正确的防撞击姿势。先将座位调到直式状态，一只手的掌心按在前面的椅背上，另一只手按在第一只手的手背上，头部夹在两臂之间。或者将胸部贴到大腿上，将头部埋在两腿之间，手腕交叉放在小腿前方，双脚用力踩在地板上。

6. 飞机迫降后，充气逃生梯会自动膨胀，这时要听从工作人员指挥，迅速有序地由紧急出口滑落至地面。

7. 如果在高空中从机舱内被甩出，要尽量四肢张开，头部向上弓起，挺胸向地面，这样可以增大身体与空气的摩擦，起到减速作用。如果下面是水，尽量将身体调整为笔直，让脚先入水；如果头朝下，要将双手伸直并握拳，以保护头部。

⊕ 高空坠落

现代社会中，在高楼生活和工作的人很多，如果不慎从高空坠落，因重力和冲击力的影响，人体的器官组织会受到不同程度的直接或间接损伤。此外，患者还会出现昏迷、呼吸困难、面色苍白等情况，严重者当场死亡。

➤ 不同身体部位损伤的表现

1. 坠落时足或臀部先着地。外力沿脊柱传导到颅脑，导致颅脑损伤。

2. 坠落时仰面。背或腰部受到冲击，可引起腰椎前纵韧带撕裂、脊柱裂开或椎弓根骨折，易引起脊髓损伤。

3. 坠落时腹面朝下。可导致胸、腹腔内脏组织器官发生广泛损伤。

4. 坠落时后脑勺着地。易导致脑干损伤，出现较重的意识障碍，可有严重并发症。

➤ 急救办法

1. 抢救者立即拨打"120"急救电话，告知救援人员患者的伤情和事发地点。

2. 如果事发地点较危险，抢救者要在保障自身安全的前提下，立即将患者移出危险地带。尽量平抬，避免二次伤害。迅速去掉患者身上的钥匙、腰带及口袋中的硬物，松开衣扣。

3. 检查患者口腔、鼻腔内是否有异物，包括义齿，并及时去除，保持气道畅通。

4. 检查患者的呼吸、脉搏，必要时立即进行心肺复苏术，再用正确的方法为患者处理外伤。

5. 如果是自己发生高空坠落，要尽力抓住身边的物体，以逐步减少冲击力，着地时尽量用四肢保护内脏，并避免头部着地，尽量用身体两侧着地。

✚ 地震

地震造成的灾害往往非常突然和严重。虽然目前人类还不能完全避免和控制地震，但是只要能掌握自救、互救技能，就能使灾害降到最低限度。

➤ 震前征兆

对于地震灾害，目前还不能准确地做出预报。但长期的观察研究表明，地震前是会出现一些征兆的，能够提醒人们提高警惕。主要包括以下征兆。

动物出现异常：例如，大蟒蛇爬出洞，长距离迁移；家禽、家畜不吃不喝，狂叫不止，不进窝圈；大量老鼠白天出洞，不畏追赶；动物园里的动物萎靡不振，卧地不起等。

地下水发生异常：例如，镇区的枯井突然有了水，井水的水位突然大幅度上升或下降，井水由苦变甜、由甜变苦等。

出现强烈、怪异的声音：例如，雷鸣、大炮或机器轰鸣、狂风呼啸、大树折断声，好似刮风，但树梢不动。持续几秒到几分钟。

初期震动：地震来临前，会有地面初期震动，人们可感到大地在"颤动"。

⚠ 注意事项

通常来说，一次地震的持续时间不超过 1 分钟，最初的 10 ～ 15 秒（平均 12 秒）是逃生时间。

室内避震

1. 地震发生时，如果在室内，不必外出。若时间允许，应关掉液化气和电源。

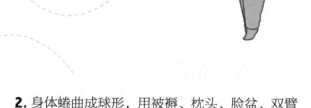

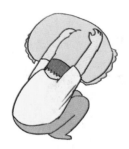

2. 身体蜷曲成球形，用被褥、枕头、脸盆、双臂等物保护好头部。

3. 室内房屋倒塌以后，大块倒塌体与支撑物形成的三角空间，被称为避震空间或"安全岛"。例如，内墙墙角、厨房、卫生间、储藏室、有良好支撑的内部门道等开间小的地方。

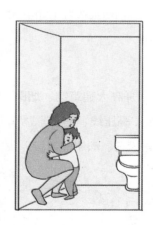

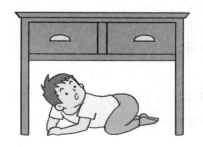

4. 如果在平房里，应迅速钻到床下、桌下等安全区域，等地震间隙再尽快离开住房，转移到安全的地方。

(!) **注意事项**

1. 如果地震后被埋在建筑物中，应先设法清除压在自己腹部以上的物体。

2. 用毛巾、衣物捂住口鼻，防止烟尘窒息。

3. 要注意保存体力，设法找到食物和水，尽量创造生存条件，等待救援。

室外避震

1. 选择开阔、安全的地方。远离头顶有电线或有任何可掉落物（如招牌、花盆）的场所。

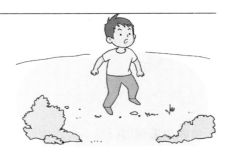

2. 避开高大建筑物、烟囱、胡同、架空管道、高压线、变电器、桥梁、山坡陡崖、危岩滚石、河岸地带。

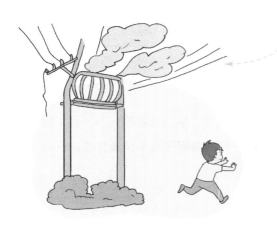

(!) **注意事项**

如果已经到达户外，就不要再返回建筑物内。首次地震使任何建筑都不太牢固，若再次发生小震，建筑物一般都会坍塌。

斜坡上的土石容易滑落，如果被数吨重的土块或岩石压倒（它们的速度惊人），很难有幸存的机会。

学校避震

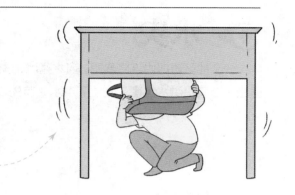

1. 如果是上课时发生了地震，不要惊慌失措，更不能在教室内乱跑或争抢外出。要听从老师或领导的安排，有秩序地离开教室。

2. 靠近门的同学可以迅速地跑到门外，中间及后排的同学则要尽快躲到课桌下，用书包护住头部；靠墙的同学要紧靠墙根，双手护住头部。

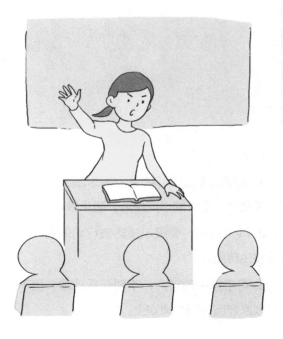

ⓘ 注意事项

老师们应观察现场，采取必要措施，有组织地撤离危险现场或地带，让学生先行撤离，老师随后。

水灾

　　一个地区短期内连降暴雨，河水猛涨，漫过堤坝，淹没农田、村庄，冲毁道路、桥梁、房屋，这就是洪水灾害。发生了洪水，首先要积极自救。

急救办法

1. 受到洪水威胁，如果时间充裕，应按照预定路线，有组织地向山坡、高地等处转移。在措手不及，已经受到洪水包围的情况下，要尽可能利用船只、木排、门板、木板等，做水上转移。

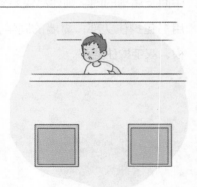

2. 洪水来得太快，已经来不及转移时，要立即爬上屋顶、楼房高层、大树、高墙，做暂时避险，等待救援。不要只身涉水避险。

① 注意事项

　　1. 发现高压线铁塔倾倒、电线低垂或断折，要远离避险，不可触摸或接近，防止触电。

　　2. 洪水过后，要服用预防流行病的药物，避免发生传染病。

　　3. 对于家中的财产，不要斤斤计较，更不能只顾家产而忘记生命安全。

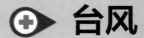 台风

台风是一种强烈的热带气旋。在台风到来前的两三天，有若干现象可以预测台风即将来临：高云出现、雷雨停止、能见度良好、骤雨忽停忽落、风向转变、特殊晚霞、气压降低等。

急救办法

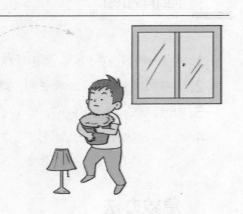

1. 勿外出，关好门窗，取下家里悬挂、易倒的东西。检查电路、炉火、煤气等设施是否安全。

2. 住在低洼地区和危房中的人员要及时转移到安全住所。遇到危险时，请拨打当地政府的防灾电话求救。

ⓘ 注意事项

1. 沿海乡镇在台风来临前要加固各类危旧住房、厂房、工棚、临时建筑、在建工程、市政公用设施、吊机、施工电梯、脚手架、电线杆、树木、广告牌、铁塔等，千万不要在以上地方躲风避雨。

2. 台风来临时，千万不要在河、湖、海的路堤行走，不要在强风影响区域开车。

雷击

突降暴雨，雷声阵阵，和孩子滞留在外，此时家长要万分注意，避免被雷击中。如果很不幸被雷击中了，务必采取急救措施。

险情判断

1. 雷雨天气，身在户外，要迅速除去自己及孩子身上的金属物件。

2. 人多时尽量分散，跑向低地，离开高处或密叶林。

3. 附近有小屋要进屋躲避，但不能靠墙。

4. 在河中游泳时，要立即上岸。

急救办法

1. 遭雷击后，如果呼吸停止或呼吸微弱，要立即做口对口人工呼吸，直至恢复自主呼吸。

2. 如果心脏停搏，要立即做胸外心脏按压。

3. 如果呼吸、心跳均停止，要同时做人工呼吸和心脏按压，直至心脏功能恢复方可停止。

4. 待患者恢复呼吸和心跳后，应进行全身检查，如果体表有创伤，进行止血和包扎。

➕◗ 龙卷风

龙卷风是在极不稳定天气下，由空气强烈对流运动而产生的，一种伴随着高速旋转的漏斗状云柱的强风涡旋。它是大气中最强烈的涡旋现象，影响范围虽小，但破坏力极大。

险情判断

1. 有浓厚的乌云连续旋转。

2. 在云层覆盖的地面上，有旋转的尘土和碎片。

3. 随着冰雹和雷雨，风向不断地转变。

4. 持久不断的隆隆雷声。

5. 在落地电线附近，有明亮、蓝绿色的火花。

6. 盘旋的低云层。

急救办法

1. 在野外遇上龙卷风，应向与龙卷风路径相反或垂直的低洼区转移、躲避，用手遮住头部。

2. 遇到龙卷风，如果在家务必远离门、窗和房屋的外围墙壁。

3. 在电杆倒下、房屋倒塌的紧急情况下，应及时切断电源。

4. 当乘车或开车时遭遇龙卷风，应立即停车并下车到低洼处躲避，防止汽车被卷走，引起爆炸等。

暴雪、冰雹

无论在野外还是城市中生活，突降暴雪或者冰雹都比较常见。虽然不一定形成灾害，但也应注意保护自己。

急救办法

1. 突然遇到暴雪、冰雹的袭击，一定要保持镇静，迅速寻找遮挡物。比如躲进室内、公交站牌下、屋檐下等，粗壮的大树下也可暂时躲避。

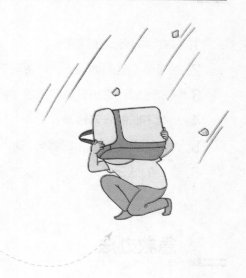

2. 如果附近什么也没有，应采取户外安全避险姿势。半蹲在地，双手抱头，全力保护头部、胸部与腹部不受到袭击。如果随身携带有包、文件夹，可以临时放在头顶，使危害降到最低。

! 注意事项

1. 要关注天气预报，如果正在下暴雨或冰雹，尽量不要外出，以免发生意外。

2. 躲避时要远离照明线路、高压电线和变压器，以防触电。

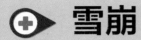
雪崩

在积雪的山坡上，当积雪内部的内聚力无法抗拒重力拉引时，便会向下滑动，引起大量雪体崩塌，人们把这种自然现象称为雪崩。

急救办法

1. 雪崩发生时要朝着远离雪崩主流的方向快速滑行、逃跑，注意保持平衡，不要摔倒。如果被卷入雪崩，要用手脚奋力推开雪，试图逃跑。

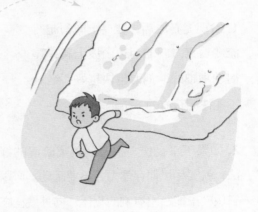

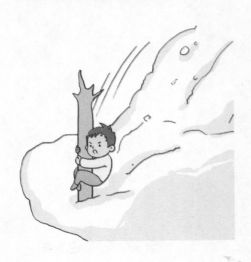

2. 如果毫无抵抗地随着雪流下滑，会滑入很深的地方。此时要注意，碰到岩石或树木等物体时，要紧紧抱住并大声呼救，尽量确保脸部周围有足够可以呼吸的空间。

✚ ⬤ 泥石流

泥石流是山区沟谷中，由暴雨、雪融水等水源激发的，含有大量泥沙、石块的特殊洪流。该灾害往往突然暴发，在短时间内将大量泥沙、石块冲出沟外，在宽阔的堆积区横冲直撞、漫流堆积，常常给人的生命财产造成重大危害。

➤ 急救办法

1. 发现泥石流后，要马上向与泥石流成垂直方向的两边山坡上爬，爬得越高越好，跑得越快越好，绝对不能往泥石流的下游走。

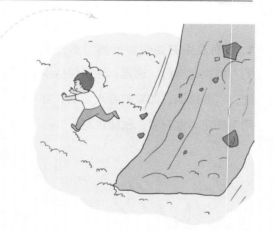

2. 如果不幸受伤，找不到脱离险境的好办法，就要尽量保存体力，不要乱动。可以用石块敲击能发出声响的物体，向外发出呼救信号，等待救援人员到来。

ⓘ 注意事项

如果碰到因遭受泥石流、塌方、滑坡而受伤的人，首先要将其受伤的部位固定下来，不要晃动；其次就是要想办法包扎，避免流血过多，还要快速求援。

沙尘暴

　　一般而言，沙尘暴是指携带大量尘沙的风暴，多发生在沙漠或半干旱地区。此时人们容易出现眼部异物，易染呼吸道及肠胃疾病。

急救办法

1. 沙尘暴天气出门，要注意携带口罩、纱巾等防尘用品，防止沙尘对眼睛和呼吸道系统造成损伤。

2. 风沙过来时，立即转身背对风沙。不要在楼房、广告牌、老树和枯树下长期逗留，尽快离开。

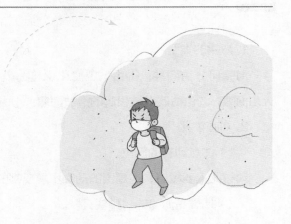

ⓘ 注意事项

　　1. 沙尘暴天气，房间内应保持一定的湿度。

　　2. 沙尘暴天气，应尽量少骑自行车。在大风天气中，顺风或逆风不会对骑车人造成太大危险，但是侧风向时，容易被刮倒。

　　3. 轻型车在高速行驶时可能被大风掀起，要在车上放一些重物，或慢速行驶。

✚▶ 海啸

海啸是由海底激烈的地壳变化引起的海洋巨浪。当海啸发生时，海水陡涨，突然形成几十米高的"水墙"，惊涛骇浪向陆地席卷而来，所到之处满目疮痍、一片狼藉，对人类的生命构成重大威胁。

海啸的类型与前兆

1. 海啸的类型

海啸可分由四种：①由气象变化引起的风暴潮；②由火山爆发引起的火山海啸；③由海底滑坡引起的滑坡海啸；④由海底地震引起的地震海啸。

2. 海啸前兆

（1）注意动物的反应。

动物比人要敏感，当周围的动物出现反常的焦躁，就必须警觉了。

（2）地震是海啸的"排头兵"。

如果感觉到较强的震动，就不要靠近海边，远离江河的入海口。如果听到有关附近地震的报告，要做好防海啸的准备（注意：海啸有时会在地震发生几小时后到达离震源上千米远的地方）。

（3）潮汐突然反常涨落。

如果发现潮汐突然反常涨落，海平面显著下降或者有巨浪袭来，并且有大量水泡冒出，都应以最快的速度撤离岸边。

（4）浅滩惊现大量鱼虾。

海啸前，随着海水的异常退去，鱼虾等海生动物往往会遗留在浅滩，场面蔚为壮观。此时千万不要前去捡鱼或看热闹，应当迅速离开海岸，向内陆高处转移。

急救办法

1. 若发现海啸发生的前兆，一定要尽快离开，尽量往高处跑。无法逃往高处时可以逃入建筑物内避险。

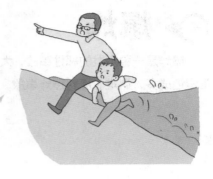

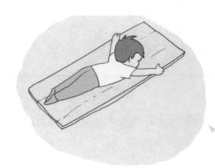

2. 如果在海啸时不幸落水，要尽量抓住木板等漂浮物，同时注意避免与其他硬物碰撞。

3. 溺水者被救上岸后，最好能放在温水里恢复体温。没有条件时也应尽量裹上被、毛毯、大衣等织物保温。可以给落水者适当喝一些糖水以补充体内的水分和能量。

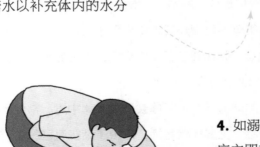

4. 如溺水者心脏停搏、呼吸停止，应立即交替进行口对口人工呼吸和心肺复苏术。

✚▶ 爆炸

爆炸是一种突发的恶性事故，大多发生在猝不及防的情况下，对人体造成严重伤害，常常造成多人遇难。面对爆炸事故，需要全体动员，实施紧急救护，减少伤亡和损失。

分类及症状

根据爆炸的性质不同，其造成的伤害形式多样。严重的多发伤占较大比例，以下是几种较为常见的爆炸伤害。

爆震伤。又称"冲击伤"，距爆炸中心 0.5 ~ 1.0 米以外受伤，是爆炸伤害中最为严重的一种损伤。主要症状有：①耳鸣、耳聋、耳痛、头痛、眩晕；②胸闷、胸痛、咯血、呼吸困难、窒息；③腹痛、恶心、呕吐、肝脾破裂大出血导致休克；④神志不清或嗜睡、失眠、记忆力下降，伴有剧烈头痛、呕吐、呼吸不规则。

爆烧伤。爆烧伤实质上是烧伤和冲击伤的复合伤，发生在距爆炸中心 1 ~ 2 米范围内，由爆炸时产生的高温气体和火焰造成。严重程度取决于烧伤的程度。

爆碎伤。主要症状包括①爆炸物爆炸后直接作用于人体，或由于人体靠近爆炸中心，造成人体组织破裂、内脏破裂、肢体破裂，血肉横飞，失去完整形态；②由于爆炸物穿透体腔，形成穿透伤，导致大出血、骨折。

有害气体中毒。爆炸后的烟雾及有害气体会造成人体中毒。常见的有害气体为：一氧化碳、二氧化碳、碳氧化合物。主要症状包括：①由于某些有害气体对眼、呼吸道的强烈刺激，爆炸后眼、呼吸道有异常感觉；②急性缺氧、呼吸困难、口唇发绀；③发生休克或肺水肿。

急救办法

1. 立即组织幸存者自救、互救，并向"120""110""119"报警台呼救。

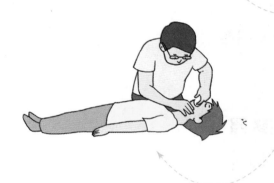

2. 保持患者呼吸道畅通。迅速清除气管内的尘土、沙石，防止窒息。神志不清者头侧卧，保证呼吸道畅通。

3. 呼吸停止、心脏停搏时，立即进行口对口人工呼吸和心脏按压。已发生心脏和肺损伤时，慎重应用心脏按压术。

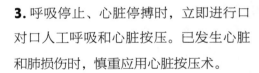

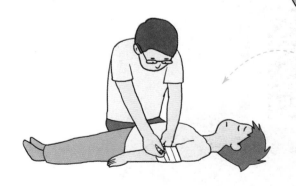

4. 就地取材，进行止血、包扎、固定。搬运患者时，注意保持脊柱的水平位置，以防止因移位而发生截瘫。

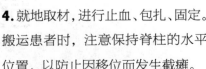

自诊自疗一学就会
做自己的家庭医生

>>> 为了帮助你更好地阅读本书 <<<
我们**提供**了以下**线上服务**

身体不适有参照

【常见症状】学自诊

突发状况不慌张

【急救指南】帮你忙

扫码立领

☆常见症状 ☆急救指南

附录

使用自动除颤器

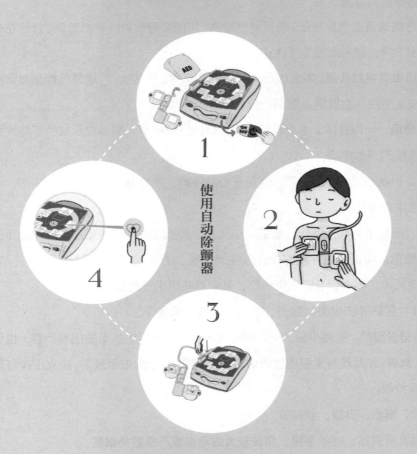

附录1：哪些情况应及时拨打"120"

1. **胸痛**。多见于急性心肌梗死，也可见于肺梗死、主动脉夹层动脉瘤、张力性气胸。这些都是最凶险的急症，可迅速危及生命。

2. **呼吸困难**。呼吸困难往往出现于容易危及生命的病症，如急性左心衰、重症哮喘、气胸等。

3. **心慌**。指心率突然增快到120次/分钟，可导致头晕、晕厥、胸痛、血压下降，甚至休克，也可能是猝死的危险信号。

4. **血压急剧增高或急剧降低**。血压突然增高，可能会导致急性脑血管病、急性左心衰竭等。血压急剧下降，应考虑发生了休克。

5. **高血压患者突然头痛**。高血压患者突然剧烈头痛，并呕吐，可能是急性脑血管病的前兆，或已经发生急性脑血管病，情况十分危急。

6. **肢体瘫痪**。一侧肢体、单个肢体、双下肢或四肢瘫痪，都可提示发生了急性脑血管病，或神经系统的严重疾病。

7. **昏迷**。也就是"叫不醒了"。可见于心脏停搏、急性脑血管病、颅脑损伤、低血糖症、各种急性中毒等情况。

8. **抽搐**。可见于癫痫大发作、癔症、小儿高热惊厥等，也可见于心脏停搏发生的瞬间。

9. **急性腹痛**。可见于急性胰腺炎、急性阑尾炎、消化道穿孔、肠梗阻、宫外孕破裂、急性心肌梗死等，都需要及时入院治疗，其中有些可迅速危及生命。

10. **出血**。包括外伤出血、呕血、咯血、便血、尿血等。

11. **突然排尿困难**。突然少尿、无尿或排尿困难，可能是泌尿系统出现问题，也见于休克。

12. **有人服毒**。如发现有人服用过清洁剂、洗涤剂、杀虫剂、安眠药等，应立即拨打急救电话，以免延误抢救。

13. **触电、溺水、自缢、割腕等**。

14. **其他发病突然、症状明显、痛苦较大的急症或严重意外伤害**。

附录2：儿童家庭意外伤害的危险因素

1. 有儿童的家庭，室内地面最好铺木地板，如果是水泥地面，最好铺上地毯；卫生间、厨房的地面应铺防滑材料。儿童的头部摔到水泥地面和木地板上，造成伤害的程度必然不同。

2. 房门应设计成向外打开（即开门动作为"拉"而不是"推"），以免突然推门时将站在门后的儿童推倒或撞伤。房门不要安装弹簧合页，也不要装玻璃门。

3. 应选用圆角家具，或者套上柔软的护套。不要买折叠椅，因为其很容易造成儿童摔伤或夹伤。婴幼儿的床不宜太高，而且床周围必须安装较高的护栏。

4. 窗户、阳台、楼梯处均应安装竖向护栏，高度应高于120厘米，栏间距不大于10厘米。桌椅不要摆放在护栏附近，以免儿童爬上桌椅，意外坠楼。

5. 剪刀等锐器，以及药品、洗涤用品、清洁用品应放在儿童拿不到的地方，最好是高处，放在抽屉中也可能被儿童翻到。家庭饮水、进餐不要选择玻璃、陶瓷制品，以免打碎时造成扎伤、割伤。

6. 桌面不要铺桌布，以免儿童将其扯下，使桌上物品坠落，导致砸伤、烫伤等。浴缸、浴盆、水桶闲置时要把里面的水倒空，以免发生溺水意外。

7. 电源插座、开关的位置应在160厘米以上，避免儿童接触；电线不得暴露在外面；电风扇、电热器等应安装防护罩。

8. 家中不要种植有毒、带刺的植物，以免儿童误食或刺伤。不要摆放玻璃鱼缸，更不要养性情凶猛、有危险性的宠物。

9. 不要把过小、带尖、带刺、带骨、带核的物品、食品（如：玻璃球、纽扣、别针、硬币、花生、瓜子、黄豆、杨梅、荔枝等。）交给儿童玩耍或食用，以免造成气道、鼻腔、外耳道异物阻塞。

10. 收好家中所有的塑料袋，最好放在一起，并放在儿童拿不到的地方，以免孩子套在头上取不下来，造成窒息。

附录3：AED（自动体外心脏除颤器）的使用方法

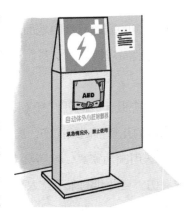

　　自动体外心脏除颤器，一般简称AED，是专门为非医务人员研制的一种专用急救设备，携带方便、易于操作、使用安全。学会使用AED比学会徒手心肺复苏术更简单，能使猝死的抢救成功率提高几倍至几十倍。

　　AED在欧洲和北美部分国家、日本、新加坡，以及中国香港、澳门、台湾等地区早已家喻户晓。机场、火车站、体育场馆、学校、商业街区、酒店、写字楼、公司、政府机关等人群密集的场所，以及警车、消防车、民航飞机和不少家庭中都普遍安装了AED设备。

AED 的工作原理

　　AED俗称"傻瓜电击器"，在一些国家和地区，不少小学生已掌握了AED的操作方法。其工作原理是通过电击来纠正心律。猝死最常见的原因是一种致命性的心律失常，医学上称为心室纤维性颤动，简称"室颤"。心肌受损或者供氧不足，均可导致室颤的发生，这时心脏会丧失有效的排血功能，生命危在旦夕。使用AED可以通过一次或多次电击迅速消除室颤，纠正心律，恢复心跳，被认为是抢救猝死最有效的方法。

AED 的操作流程

　　AED自带电池，打开之后就会有语音提示。抢救者按照语音提示地一步一步进行简单操作即可。

1. 拿到 AED 后，首先按下电源键，通常是绿色按钮。

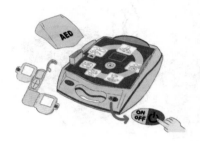

2. 然后把患者胸前的衣服解开或剪开，用干布擦去患者胸部的汗水。

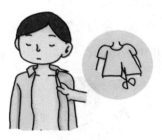

3. 听到仪器语音提示"将电极片贴到患者的皮肤上"。这时去除电极片上的贴膜，将两张电极片分别贴于指定位置。一张贴于患者右胸上部，另一张贴于患者左侧腋窝下。电极片上画有具体位置，照着图示贴好即可。

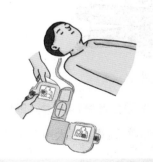
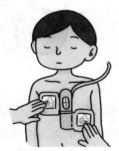

4. 听到仪器语音提示"将电极片插头插到闪灯旁的插孔内"。这时按照提示连接导线插头。

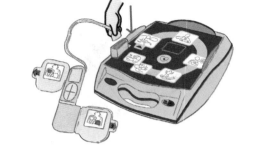

5. 听到仪器语音提示"不要接触患者，正在分析心律"。此时需确保没有任何人接触患者的身体，停止人工急救，仪器会自动分析患者的心律。如果患者心律不正常，AED 就会开始自动充电，为下一步电击做准备；如果患者有正常心律，AED 则不会自动充电。

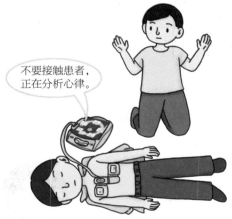

不要接触患者，正在分析心律。

6. 当自动充电完毕，"SHOCK"（电击）键会连续闪烁，同时听到语音提示"可电击心律，请电击"。此时需再次确认没有任何人触碰患者，大声喊出"所有人都离开！"

然后按下"SHOCK"键（红色按钮），等待电击完成。

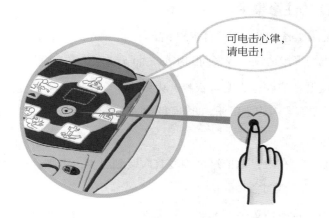

可电击心律，
请电击！

AED 如何用于儿童?

8 岁以上儿童。成人 AED 同样适用于 8 岁以上儿童。使用时按照成人标准将第一张电极片贴于儿童胸部右上侧、锁骨下方，第二张电极片贴于儿童左侧腋窝下。其他操作与成人一样。

1~8 岁儿童。小于 8 岁的儿童，最好选择小儿专用 AED，或使用带有小儿电极片的成人 AED。如果以上二者都没有，也可使用标准的成人 AED 和电极片。注意小儿专用 AED，其电极片贴的位置与成人不同，第一张电极片贴于小儿背部中央，第二张电极片贴于小儿胸部中间，确定两张电极片是垂直的，其他操作与成人相同。1 岁以下的婴儿绝对不能使用成人 AED。

使用 AED 的注意事项

1. 如果施救对象是溺水者，或者胸口有水渍、汗渍，必须先擦干皮肤，再贴电极片。以免电击时，电流直接通过皮肤表面的水渍，而无法电击到心脏。

2. 电极片必须直接贴在皮肤上，贴身衣物、束缚带、膏药等全部都要去除，更不能有金属物品，如胸罩内的金属托。如果胸毛过多，使电极片无法粘贴到皮肤上，应该立即剃去胸毛。

3. 确保仪器分析心律、充电、电击过程中没有人接触患者，否则会干扰仪器的正常工作，还有被电击的危险。

4. 如果误将两张电极片的位置贴颠倒了，问题并不大，此时不要试图更换，以免浪费时间，可继续进行下一步操作。

5. 如果患者已经恢复心跳，可将其摆放成稳定侧卧位，但不要关掉 AED 或拿开电极片，等待医护人员前来处理。

6. 如果患者在电击后仍未恢复知觉，需要立即进行徒手心肺复苏术，这时必须断开 AED 的电流再进行操作。

7. 对于带有心脏起搏器或有埋藏式心律转复除颤仪的患者，一样可以正常使用 AED，但需要仔细观察或触摸患者皮肤下的装置，在贴电极片时不要覆盖在装置上。

8. 当取得 AED 设备并能够使用时，不宜突然停止徒手心肺复苏术的操作，直到连接导线插头，语音提示"不要接触患者，正在分析心律"时方可停止，保证中断胸外按压的时间不超过 10 秒钟。

附录4：常见急救器材的使用方法

消防栓的使用方法

1. 首先确认火场电源已关闭。

2. 打开消防栓箱外盖。

3. 拉出水带，向火场方向展开。

4. 水带的一端接水龙头，另一端套上射水瞄子（有的消防栓箱已事先接好）。

5. 打开出水龙头，开始射水。

6. 旋转射水瞄子的握把，可调整水柱出水或水雾出水。

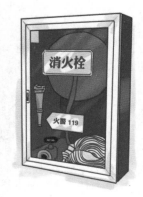

灭火器的使用方法

灭火器的分类：按所充装的灭火剂主要分为泡沫、干粉、二氧化碳等；按其移动方式可分为手提式和推车式；按驱动灭火剂的动力来源可分为储气瓶式、储压式、化学反应式。

干粉灭火器（手提式）

适用范围

碳酸氢钠干粉灭火器适用于易燃、可燃液体、气体及带电设备的初起火灾；磷酸铵盐干粉灭火器除可用于上述几类火灾外，还可扑救固体类物质的初起火灾。但都不能扑救金属燃烧火灾。

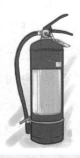

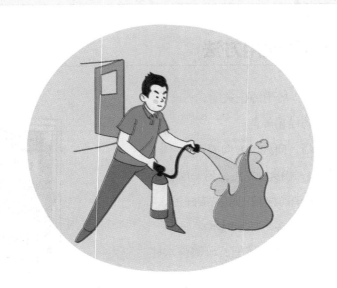

使用方法

手提或肩扛灭火器快速奔赴火场，在距燃烧处 5 米左右放下灭火器。

如在室外，应选择在上风方向喷射。

使用的干粉灭火器若是外挂式储压式的，操作者应一只手紧握喷枪，另一只手提起储气瓶上的开启提环。如果储气瓶的开启是手轮式的，则向逆时针方向旋开，并旋到最高位置，随即提起灭火器。干粉喷出后，迅速对准火焰根部扫射。

使用的干粉灭火器若是内置式储气瓶的或者是储压式的，操作者应先将开启把上的保险栓拔下，然后握住喷射软管前段喷嘴部，然后将开启压把压下，打开灭火器进行灭火。有喷射软管的灭火器或储压式灭火器在使用时，一只手应始终压下压把，不能放开，否则会中断喷射。

干粉灭火器扑救可燃、易燃液体火灾时，应对准火焰要部扫射，如果被扑救的液体火灾呈流淌燃烧时，应对准火焰根部由近而远，并左右扫射，直至把火焰全部扑灭。如果可燃液体在容器内燃烧，使用者应对准火焰根部左右晃动扫射，使喷射出的干粉流覆盖整个容器口表面；当火焰被赶出容器时，使用者仍应继续喷射，直至将火焰全部扑灭。在扑救容器内可燃液体火灾时，应注意不能将喷嘴直接对准液面喷射，防止喷流的冲击力使可燃液体溅出而扩大火势，造成灭火困难。如果可燃液体在金属容器中燃烧时间过长，容器的壁温已高于扑救可燃液体的自燃点，此时极易造成灭火后再复燃的现象，那么若与泡沫类灭火器联用，则灭火效果更佳。

使用磷酸铵盐干粉灭火器扑救固体可燃物火灾时，应对准燃烧最猛烈处喷射，并上下、左右扫射。如条件允许，使用者可提着灭火器沿着燃烧物的四周边走边喷，使干粉灭火剂均匀地喷在燃烧物的表面，直至将火焰全部扑灭。

干粉灭火器（推车式）

推车式干粉灭火器的使用方式与手提式干粉灭火器的使用方法相同。

空气泡沫灭火器

适用范围

空气泡沫灭火器的适用范围基本上与化学泡沫灭火器相同，但抗溶泡沫灭火器还能扑救水溶性易燃、可燃液体的火灾如醇、醚、酮等溶剂燃烧的初起火灾。

使用方法

手提或肩扛灭火器迅速奔到火场，在距燃烧物 6 米左右，拔出保险栓，一只手握住开启压把，另一只手紧握喷枪。

用力捏紧开启压把，打开密封或刺穿储气瓶密封片，空气泡沫即可从喷枪口喷出。

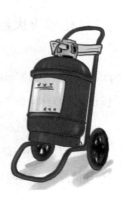

灭火方法与手提式化学泡沫灭火器相同。但空气泡沫灭火器在使用时，应使灭火器始终保持直立状态，切勿颠倒或横卧使用，否则会中断喷射。同时应一直紧握开启压把，不能松手，否则也会中断喷射。

二氧化碳灭火器（手提式）

　　距燃烧物 5 米左右，放下灭火器并拔出保险栓。一只手握住喇叭筒根部的手柄，另一只手紧握启闭阀的压把。

　　对没有喷射软管的二氧化碳灭火器，应把喇叭筒往上扳 70°～90°。使用时不能直接用手抓住喇叭筒外壁或金属连线管，以防止手被冻伤。

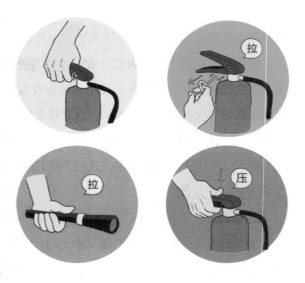

　　灭火时，当可燃液体呈流淌状燃烧，使用者将二氧化碳灭火器的喷流由近而远向火焰喷射。如果可燃液体在容器内燃烧，使用者应将喇叭筒提起，从容器的一侧上部向燃烧的容器中喷射。但不能将二氧化碳射流直接冲击可燃液面，以防止将可燃液体冲出容器而扩大火势，造成灭火困难。

二氧化碳灭火器（推车式）

　　一般由两个人操作，使用时两个人一起将灭火器推或拉到燃烧处，在离燃烧物 10 米左右停下，一人快速取下喇叭筒并展开喷射软管，握住喇叭筒根部的手柄，另一人快速按逆时针方向转动手轮，并开到最大位置。

　　具体灭火方法与手提式的方法一样。

　　使用二氧化碳灭火器时，在室外使用时应选择在上处风方向喷射。在室内窄小空间使用时，灭火后操作者应迅速离开，以防窒息。